よくわかる輸血学

第3版

大久保光夫
順天堂大学大学院医学研究科 輸血・幹細胞制御学 准教授／
順天堂大学医学部附属浦安病院 輸血室長

前田 平生
埼玉医科大学 名誉教授

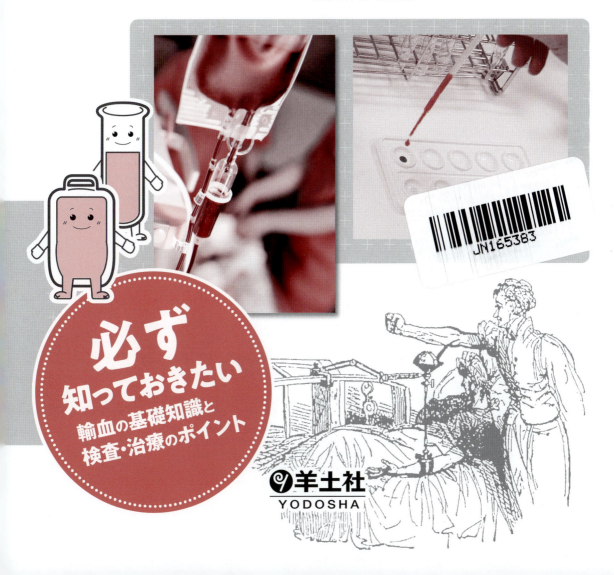

必ず知っておきたい
輸血の基礎知識と
検査・治療のポイント

羊土社
YODOSHA

謹告

　本書に記載されている診断法・治療法に関しては，発行時点における最新の情報に基づき，正確を期するよう，著者ならびに出版社はそれぞれ最善の努力を払っております．しかし，医学，医療の進歩により，記載された内容が正確かつ完全ではなくなる場合もございます．

　したがって，実際の診断法・治療法で，熟知していない，あるいは汎用されていない新薬をはじめとする医薬品の使用，検査の実施および判読にあたっては，まず医薬品添付文書や機器および試薬の説明書で確認され，また診療技術に関しては十分考慮されたうえで，常に細心の注意を払われるようお願いいたします．

　本書記載の診断法・治療法・医薬品・検査法・疾患への適応などが，その後の医学研究ならびに医療の進歩により本書発行後に変更された場合，その診断法・治療法・医薬品・検査法・疾患への適応などによる不測の事故に対して，著者ならびに出版社はその責を負いかねますのでご了承ください．

第3版の序

　輸血の安全性が高まるにつれて，輸血過誤や生物学的な副反応がクローズアップされています．これらの問題に対処するためには，医療関係者は分野を問わず，輸血に関する知識を深めておく必要があります．そのための早道は，輸血学の本を一冊読むことでしょう．

　「本を読まないことは，海図を持たずに航海することに等しい」とは，医学教育で有名なオスラー博士の言葉です．「現代では，インターネット検索という電子的な羅針盤があるから大丈夫」という人もいるでしょうが，画面で眺めた知識よりも，本を読んで憶えたことは，記憶に残り実際に役に立つものです．

　この本は，初版時から「よくわかる」ことを念頭において，一読するだけで理解できるように執筆されています．さらに，重要な順に章が構成され，数時間で読み通せるように薄くなっています．今回もこれらの主旨を変えず改訂しました．

　皆様のお役に立つ本になることを願っています．

2018年2月

順天堂大学大学院医学研究科 輸血・幹細胞制御学 准教授
順天堂大学医学部附属浦安病院 輸血室長

大久保光夫

改訂版の序

　輸血は全診療科に必須の基礎知識ですが，診療各科の専門知識の習得に忙しく，医療スタッフに十分理解されていないという現状がありました．そこで5年前に，自分で読むだけで簡単に「輸血の基本知識を修得できる本」を出版しました．文章を少なく"チャート（図表）"を多くして，スライドを見ながら講習を受けているようなわかりやすい構成が受け入れられ，多くの施設で医系学生の推薦図書に指定され，学会認定資格の参考図書にもなりました．さらに，医師国家試験でもセルフアセスメントテストと類似の内容が出題され，この本の負う責任も重くなってきました．また，血液製剤に関する新しい情報も加える必要性が出てきました．

　そこで，「わかりやすさ」はそのままに「よくわかる輸血学」を改訂することになりました．改訂版では①自己血輸血を充実させて，②輸血療法の実際に産婦人科（周産期）の輸血を追加，③献血とアフェレーシスの章を新設，④血漿分画製剤の適応を加え，⑤検査の実習では写真と図を増やして，よりわかりやすくしました．また，⑥セルフアセスメントテストに記述式の問題を加えました．

　この本の内容は，輸血医学の最小限の知識に絞り込んでありますので，輸血の基本的な知識がおよそ半日で頭の中に整理できます．看護や医学部の学生から，資格を取る前に輸血の知識を確認したいと考えている看護師や医師の皆さんに広くご利用いただければと思っています．

2010年9月

大久保光夫

初版の序

　血液型の発見から100年余り，HLAの発見からもうすぐ50年になります．その間，輸血・移植医療に関する知識，経験や教訓が集積してきました．21世紀に入り，私達は世界で最も安全といわれている国内献血の血液を使い，輸血の恩恵を受けています．

　ところが，医学全体が専門化しその内容も膨大なため，全診療科に必須のはずの輸血の基本的知識がおろそかにされる可能性が出てきました．また，研修医や学生を指導している際に，輸血について"わかりやすく"書かれた教科書がほとんどないことに，私達は気付きました．そこで，"チャート（図表）"を用いることで，スライドを見ながら講義を受けているかのようにわかりやすく輸血の知識を習得できる本を作製することにいたしました．ページをめくっていただければわかるように，左ページに最重要ポイントをまとめたチャート，右ページにその解説を載せています．これにより複雑で広範囲な輸血学の知識がすっきりと整理できると思います．

　また，この本には，"チャート（図表）"以外にもいくつかの工夫があります．まず，研修医や医学部学生のみならず，看護学生や臨床検査学科の学生の皆さんにも利用していただけるように，わかりやすい言葉で解説しました．また，読者の皆さんがもっとも必要としている「輸血の実際」と「輸血事故防止」についての記述を本の最初で説明し，そのかわり従来の教科書では冒頭に書かれていた「輸血の歴史」や「血液の分子構造」は気軽に読んでいただけるようにコラムとして配置しました．さらに，各科における具体的な臨床例題やセルフアセスメントとしての知識確認問題も加えました．この本を読むことで，輸血学の基本的な知識がおよそ半日で頭の中に整理できると思います．

　輸血過誤（異型輸血）や不適切な輸血が行われると，患者様に不幸を招き，医師と病院の責任が厳しく問われます．この本に書かれている内容は，輸血医療の最小限の知識です．多くの皆さんにこの本をご利用いただくことにより，患者様にとっても医療従事者にとっても安全な輸血が行われることを望みます．

2005年1月

大久保光夫・前田平生

よくわかる 輸血学 第3版

必ず知っておきたい
輸血の基礎知識と検査・治療のポイント

CONTENTS

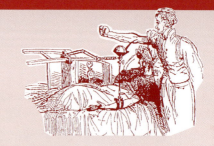

第3版の序	3
改訂版の序	4
初版の序	5
チャート・インデックス	11
本書の特徴と使い方	14

序章 輸血療法の概要

- **1** 輸血療法とは …………… 18
- **2** 輸血の実際 …………… 20
  - **1** 輸血の実際 …… 21
  - **2** 輸血手技の実際 …… 22

第1章 輸血事故・副反応の知識とその防止

- **1** 輸血事故とその防止 …………… 28
  - **1** ABO血液型不適合輸血 …… 29
  - **2** 事例 …… 29
  - **3** 異型輸血防止 …… 31
  - **4** 異型輸血が起きてしまった場合 …… 33

- **2** 輸血の副反応（異型輸血以外）とその防止 …………… 34
  - **1** 輸血が原因の副作用の頻度 …… 35
  - **2** 輸血後GVHDとその対策 …… 35
  - **3** アレルギー反応の頻度と対策 …… 37
  - **4** 未知の感染症など …… 37
  - **5** 血漿型不適合（非溶血性副反応） …… 39
  - **6** 血管外溶血（遅延型） …… 39
  - **7** TRALIとTACO …… 39
  - **8** 安全な血液の供給に関する法律 …… 40

Contents

第2章 輸血検査の実際

1 ABO血液型の判定方法 — 42
- 1 オモテ検査 — 45
- 2 オモテ検査手順 — 45
- 3 失敗の原因と対処法 — 47
- 4 ウラ検査（試験管法）— 49
- 5 ウラ検査（試験管法）手順 — 49

2 Rh血液型の判定方法 — 50
- 1 Rh血液型 — 51
- 2 RhD因子判定の手順 — 51

3 交差適合試験 — 52
- 1 "交差適合試験"に必要な器具など — 53
- 2 交差適合試験手順（生理食塩液法の主試験と副試験）— 55
- 3 代表的な失敗の原因と対処法 — 55

4 不規則抗体 — 56
- 1 規則抗体，不規則抗体 — 57
- 2 不規則抗体スクリーニング — 57
- 3 臨床的に意義のある抗赤血球抗体とはどれか？— 58

第3章 輸血における問題点の認識

1 輸血とインフォームドコンセント — 60
- 1 血液事業と需給 — 61
- 2 "輸血の説明と同意"の必要性 — 63
- 3 輸血に関する説明と同意の実際 — 65

2 血液製剤の安全性の確保 — 68

3 安全対策の実際 — 70
- 1 献血時検査による安全対策 — 71
- 2 遡及調査 — 71

4 ウインドウピリオド — 72

5 輸血感染症 — 74
- 1 A型肝炎（HAV）— 75
- 2 B型肝炎（HBV）— 75
- 3 C型肝炎（HCV）— 77
- 4 HIV（ヒト免疫不全ウイルス）感染症 — 77
- 5 HTLV-Ⅰ（ヒトTリンパ球向性ウイルスⅠ型）感染症 — 79
- 6 HEV（E型肝炎）— 79
- 7 梅毒 — 79
- 8 マラリア — 80
- 9 その他 — 80

第4章 血液製剤の使用基準

1 赤血球製剤の使用指針 — 82
- 1 赤血球製剤の使用指針　83

2 新鮮凍結血漿（FFP）の使用指針 — 84
- 1 適応　85
- 2 投与量，評価　87
- 3 不適切な使用　87
- 4 投与時の注意点　87

3 アルブミン製剤等の使用指針 — 88
- 1 適応　89
- 2 投与量　91
- 3 投与の評価　91
- 4 不適切な使用　91
- 5 注意点　91
- 6 性状・代謝　91

4 血小板製剤の使用指針 — 92
- 1 血小板製剤　93
- 2 適応　94
- 3 使用上の注意　95

5 血漿分画製剤の適応（アルブミン以外） — 96
- 1 血漿分画製剤の製法　96
- 2 人免疫グロブリン製剤の適応　97
- 3 血液凝固因子　98
- 4 その他の製剤　98
- 5 注意事項　98

第5章 輸血療法の実際

1 内科での輸血 — 100
- 1 内科領域の赤血球輸血の適応　101
- 2 トリガー値　101
- 3 留意点　101
- 4 造血幹細胞移植時の輸血　101

Case Study
- ❶ 消化器内科症例　102
- ❷ 一般内科症例　103
- ❸ 血液内科症例　104
- ❹ 輸血一般（外来）症例　105

2 外科（周術期）での輸血 — 106
- 1 外科領域（周術期）の赤血球輸血　107
- 2 参考　107
- 3 手術時の血液準備法　107

Case Study
- ❶ 消化器外科症例　108
- ❷ 外科症例　109

3 救急医療での輸血 — 110
- 1 輸血前検査　111
- 2 血液製剤の発注　112
- 3 輸血開始　113
- 4 緊急輸血　113

4 小児科での輸血 — 114
- 1 使用指針　115
- 2 投与方法　115
- 3 小児輸血特有の注意点　115

5 産婦人科（周産期）での輸血 — 116
- 1 周産期の病態　117
- 2 周産期自己血輸血の実際　118

Case Study
- ❶ 産婦人科症例　119
- ❷ 産婦人科症例　120

Contents

第6章 自己血輸血とその実際

1 自己血輸血 ... 122
- 1 貯血式自己血輸血 ... 123
- 2 (1)希釈法, (2)回収法自己血輸血と(3)自己フィブリン糊 ... 125

2 貯血式自己血輸血の実際 ... 126
- 1 貯血式自己血輸血法の準備（器具など） ... 126
- 2 貯血前（問診, 体調確認, ラベル記入など） ... 127
- 3 貯血開始（血算, 補液, 採血, 観察など） ... 127
- 4 貯血後（観察, 補液, 鉄剤投与など） ... 129
- 5 終了退室時（諸注意） ... 129
- 6 輸血（検査）部門の対応 ... 130
- Case Study
  - ❶ 整形外科症例 ... 131
  - ❷ 胸部外科症例 ... 132
  - ❸ 心臓血管外科症例 ... 132

第7章 移植医療, 細胞療法

1 造血幹細胞移植 ... 134
- 1 造血幹細胞移植の概要 ... 134
- 2 造血器腫瘍における移植 ... 137
- 3 固形癌における自己末梢血幹細胞移植併用大量化学療法 ... 139

2 細胞免疫療法 ... 140
- 1 養子免疫療法 ... 140
- 2 ドナーリンパ球輸注療法（donor lymphocyte infusion：DLI療法）... 140
- 3 樹状細胞療法 ... 141
- 4 固形癌に対する同種造血幹細胞移植 ... 141
- 5 再生医療への応用 ... 141

3 HLA ... 142
- 1 HLA(human leukocyte antigen) ... 143
- 2 HLA検査 ... 145
- 3 HLA抗原（特異性），対立遺伝子（アリル）の表記法 ... 146
- 4 HLAと疾患 ... 146
- 5 抗HLA抗体 ... 146

4 臓器移植 ... 148

第8章 献血とアフェレーシス

献血の実際 ... 152
- 1 献血の実際 ... 152
- 2 献血者の選択基準 ... 153
- 3 全血採血の実際 ... 155
- 4 アフェレーシス（成分採血）... 157
- 5 アフェレーシス（成分採血）の実際 ... 158
- 6 採血副作用 ... 159

付　録

1 Self Assessment Test 問題 162
　　　　　　　　　　解答&解説 180
2 実習の手引き 192

文　献 203
索　引 204

Column

輸血の歴史① 　ヒトへの初めての輸血	19
交差適合試験をする時間がないほどの緊急輸血はどうする？	21
輸血事故防止のより具体的な対策とは？	31
輸血副反応とその報告について	40
輸血の歴史② 　ABC 型	43
ABO 血液型の分子構造	47
輸血の歴史③ 　Rh 血液型	50
血液型はいくつあるのか	58
輸血の歴史④ 　抗凝固剤の発明	61
インフォームドコンセント時の患者さんからの質問	67
検査目的献血の防止	73
輸血後肝炎の診断基準	74
血液製剤の値段	87
ご家族からの血液提供の申し出に対してどう答えるか	109
危機的出血への対応ガイドライン	110
鉄剤投与のノウハウ	130
血液型が変わることがあるか？	139
献血基準の改正	153
献血とは	157

チャート・インデックス

序章　輸血療法の概要

チャート01	血液製剤の主な用途	18
チャート02	輸血療法のポイント	18
チャート03	輸血の実際	20
チャート04	ベッドサイドでの確認	20
チャート05	採血（血管確保）	22
チャート06	血液バッグの使用法	24
チャート07	輸血用血液製剤の名称と容積	24

第1章　輸血事故・副反応の知識とその防止

チャート08	ABO型不適合輸血の頻度とその原因	28
チャート09	異型輸血を防ぐための確認とその対象	30
チャート10	異型輸血防止のための確認法	30
チャート11	異型輸血の病態	32
チャート12	異型輸血の症状と早期処置	32
チャート13	輸血副反応報告件数（2016年）	34
チャート14	移植片対宿主病（graft versus host disease：GVHD）	34
チャート15	輸血後GVHDの発症機序	36
チャート16	放射線照射を必要とする血液製剤	36
チャート17	血漿型不適合（非溶血性副反応）	38
チャート18	輸血による血管外溶血副反応	38
チャート19	TRALIとその他の輸血副反応	38
チャート20	安全な血液製剤の安定供給の確保等に関する法律	40

第2章　輸血検査の実際

チャート21	輸血前検査	42
チャート22	ABO血液型検査	42
チャート23	血液型判定に必要な試薬・器具	44
チャート24	ABO血液型検査　オモテ検査　"ガラス板法"	44
チャート25	ABO血液型検査（オモテ検査）凝集パターン	46
チャート26	血液型判定　実例写真	46
チャート27	ABO血液型検査（ウラ検査）	48
チャート28	オモテ検査ウラ検査凝集パターンと血液型	48
チャート29	輸血前検査	50
チャート30	交差適合試験	52
チャート31	交差適合試験に必要な器具など	52
チャート32	交差適合試験手順	54
チャート33	赤血球不規則抗体	56
チャート34	赤血球不規則抗体スクリーニング	56

第3章 輸血における問題点の認識

チャート35	過去の血液事業の問題点と対策	60
チャート36	輸血後肝炎発症率の推移	60
チャート37	血液製剤の自給率，献血者と血液供給量	62
チャート38	血液製剤に関する記録の保管・管理	62
チャート39	輸血に関する説明と同意書	64
チャート40	輸血療法に関する説明と同意（説明文）（血漿分画製剤を含む説明）	64
チャート41	輸血に関する説明と同意書（診療録用）	66
チャート42	血液事業における安全性の確保のための対策	68
チャート43	血液の供給と遡及調査・副反応報告の概略	68
チャート44	献血者問診	69
チャート45	献血時の検査	70
チャート46	遡及調査典型例	70
チャート47	ウインドウピリオド	72
チャート48	A型肝炎	74
チャート49	B型肝炎	74
チャート50	C型肝炎	76
チャート51	HIV感染症	76
チャート52	HTLV-I感染症	78
チャート53	HEV・梅毒・マラリア・その他	78

第4章 血液製剤の使用基準

チャート54	赤血球製剤とその使用指針	82
チャート55	予想上昇Hb値（簡易法）	82
チャート56	新鮮凍結血漿（FFP）の使用指針	84
チャート57	FFPの投与量	86
チャート58	FFPの不適切使用例	86
チャート59	アルブミン製剤の製法と種類	88
チャート60	アルブミン製剤の適正使用	90
チャート61	アルブミン製剤の投与量と投与の評価	90
チャート62	アルブミン製剤の不適切な使用例と使用上の注意点	90
チャート63	血小板製剤の種類	92
チャート64	血小板製剤の使用指針	92
チャート65	血小板輸血の使用対象	94
チャート66	血小板輸血の効果	94
チャート67	血小板製剤の使用上の注意点	94
チャート68	血漿分画製剤の適応	96

第5章 輸血療法の実際

チャート69	内科領域の赤血球輸血	100
チャート70	外科領域の赤血球輸血	106
チャート71	手術時の血液準備法	106
チャート72	輸血前に把握すべき事項	110
チャート73	臨床症状と推定出血量	111
チャート74	出血量に応じた輸液・輸血のスケジュール	112
チャート75	小児科での輸血	114
チャート76	周産期の病態	116
チャート77	周産期自己血輸血の実際	116

第6章 自己血輸血とその実際

チャート78	自己血輸血	122
チャート79	自己血あるいは献血（同種血）の選択	122
チャート80	貯血式自己血バッグとラベル	124

第7章 移植医療，細胞療法

チャート81	造血幹細胞移植の種類	134
チャート82	造血器腫瘍における同種骨髄移植あるいは臍帯血移植	136
チャート83	持続遠心式血球分離装置	136
チャート84	固形癌における自己末梢血幹細胞移植併用大量化学療法	138
チャート85	細胞免疫療法の臨床応用例	140
チャート86	HLA抗原／白血球型	142
チャート87	Tricomplex モデル	142
チャート88	①HLA抗原検査の適応／②抗HLA抗体検査の適応	144
チャート89	HLAと関連する疾患の例（日本人）	144
チャート90	各臓器移植の適応と移植数など	148

第8章 献血とアフェレーシス

チャート91	献血の実際	152
チャート92	献血者の選択基準	154
チャート93	全血採血の実際	155
チャート94	成分献血者の追加問診事項	156
チャート95	成分採血（アフェレーシス）の実際	158
チャート96	採血副作用と対応	159

本書の特徴と使い方

輸血は，すべての診療科で必須の医療知識です．しかし，輸血の指導を受ける時間が少なくなり，このままでは知識が浅いまま，実際の輸血の場面に立つことになるおそれがあります．もし，不適切な輸血が行われると，患者に不幸を招き，医師と病院の責任が厳しく問われます．そこで学生あるいは研修初期に輸血療法の最低限の知識を平易に学んでいただけるように，このテキストを作成しました．

1. この本は研修医から輸血認定技師や輸血認定医を目指す方々のほか，看護学生，医学部学生の皆さんが理解できるように平易な文体で書いてあります．

2. 重要な内容はそのページごとに"スライド"を見ているかのようなチャートとして描いてあります．また，イメージをつかみやすいように写真やイラストを多く用いています．

3. 各項目の冒頭には『実践のためのポイント』として，輸血医療を実践する際に，マスターしてもらいたいことや注意点を箇条書きにまとめました．

4. 検査法や安全対策についてフローチャートで手順を示すなど工夫してあります．

5. 各科における輸血について，Q&A形式でケーススタディができるようになっています．実際に患者さんを担当しているつもりになって読んでみてください（5章，p100〜120参照）．

6. 輸血に関する計算式を取り上げています．できるだけ簡易な計算法を覚えましょう．

7. 必ず覚えておかなければならないこと，安全上重要な事項は色文字や太文字で強調してあります．

8. 輸血の歴史や豆知識などのコラムを加えてあります．

9. 『セルフアセスメントテスト』として，問題と解答・解説を巻末に配置しました．国試，認定試験など各種のテスト対策や，知識を深めるのに役立つと思います（p162〜191参照）．

10. 付録として，『実習の手引き』（血液型判定と交差適合試験）を巻末に記載しました．医学部，臨床検査学科，看護学部，最近では薬学部の実習に血液型検査と交差試験が行われるようになりました．その際にご利用ください（p192〜202参照）．

■ 本書の構成

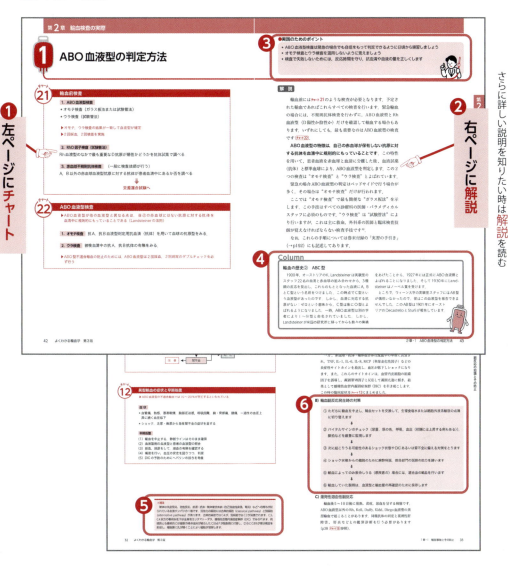

❶ チャート ❷ 解説		基本的に左ページに重要事項をコンパクトにまとめたチャートを，右ページにその解説を掲載しています．チャートだけをチェックしていっても構いませんし，解説を読みながら読み進めていってもOK！　用途によってご活用ください．
❸ 実践のための 　 ポイント		輸血医療の実践のためのポイントを箇条書きにまとめました．「何を身に付け」，「何に注意すべきか」，の参考にしてください．
❹ コラム		輸血の歴史や，ちょっとした豆知識をコラムに記しました．
❺ 用語解説		詳細な用語解説を欄外に設けました．
❻ フローチャート		検査や安全対策の手順は流れがよくわかるようにフローチャートで表しました．

序章
輸血療法の概要

1 輸血療法とは ……………………………………………… 18
2 輸血の実際 ………………………………………………… 20

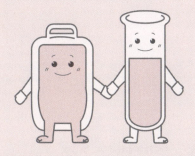

序章　輸血療法の概要

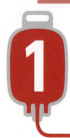

輸血療法とは

チャート 01　血液製剤の主な用途

製剤	用途
赤血球	組織・臓器への酸素供給
血小板	出血の阻止・(再)出血の防止
新鮮血漿	出血の阻止
クリオプレチピテート	出血の阻止
顆粒球	感染の治療(あまり行われていない)
凍結赤血球	稀な血液型の場合の輸血
白血球除去赤血球	副反応防止を考慮した輸血

チャート 02　輸血療法のポイント

▶輸血療法はすべての診療科で必須の治療法である
▶血液製剤は単なる薬剤ではなく，有限な特定生物由来製品である
▶異型輸血事故の責任は免れない．病院の信用も失墜する

補充療法　赤血球，血小板，凝固因子成分の量や機能が低下したときに補充し，主として救命のために行われる．

輸血のリスク　感染症の伝播や免疫反応が起こり得る．

説明と同意　輸血の必要性，リスク，代替療法の有無などについて説明し，同意を文書で得る．

● 実践のためのポイント

- 輸血（療法）とは何か患者さんに説明できるようにする
- 輸血前に説明と同意が必要です

解説

　輸血療法は，赤血球，血小板，凝固因子成分の機能や量が低下したときに補充する治療法です．生理学的に見た血液製剤の主な用途は組織への酸素の供給と出血の阻止です チャート01．

　ただし，輸血に用いる血液製剤は化学合成できる薬剤ではなく，細胞あるいは細胞が産生する成分です．これらの製剤は供給に限りがあるため，症状や臨床検査値から適正量を予測し，投与することが求められています．

　輸血では残念ながら感染症や免疫反応を起こす可能性があります．このため輸血前に，患者あるいは家族に対してこのことを説明して，同意を得ること[a]が必要です チャート02．**血漿分画製剤の投与時にも説明と同意が必要**です．輸血療法はすべての診療科の医師に必須の治療法です．したがって，医師は輸血に関して十分な知識を持っていなければなりません．**輸血は原則として医師が行います**[b]．血液型の異なる血液を輸血するという医療ミスを犯した場合，医師はその責任を免れることはできません．また，病院の信用も失墜してしまいます．

　このような事故を防ぐためには，① **血液型のダブルチェック**，② **血液製剤と患者確認**，③ **輸血副反応出現の原因と対策**についての知識を備えておくことが必要です．もし，あなたが，指導的な立場にあるならば，これらのマニュアルを整備して医療スタッフに周知させる必要があります．

[a] インフォームドコンセント，3章-1, p60～67参照

[b] 仮に，主治医の指示により看護師が施行しても，輸血に関する責任は主治医に，術中にあっては輸血を指示した麻酔医（担当医）にあります．

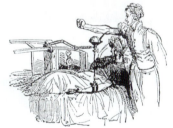

Blundell, J.：Lancet, 12：321-352, 1829

Column

輸血の歴史①　ヒトへの初めての輸血

　英国の産婦人科医 J. Blundell は産後出血の救命のために human-to-human transfusion を試みました．そして，その方法を1818年に学会に初めて報告しました．1829年にはLancet (vol. 12, 1829, 321-352) に成功例が図として掲載されました．これが，医学記録に残る初めてのヒトからヒトへの輸血医療です．当時，血液型は知られておらず，血液型を無視して輸血したため，成功例は半数であったとのことです．上のイラストは当時のJ. Blundellの輸血の様子を描いたものです．患者は産後出血でショック状態でしたが，助手の血管から輸血器具を介して直接輸血が行われ救命されたとのことです．

序章　輸血療法の概要

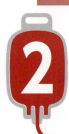

2 輸血の実際

チャート03　輸血の実際

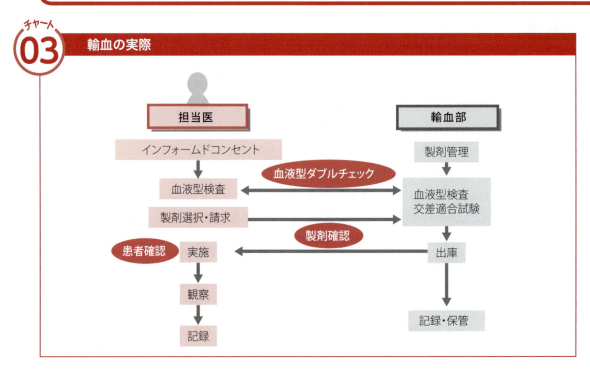

チャート04　ベッドサイドでの確認

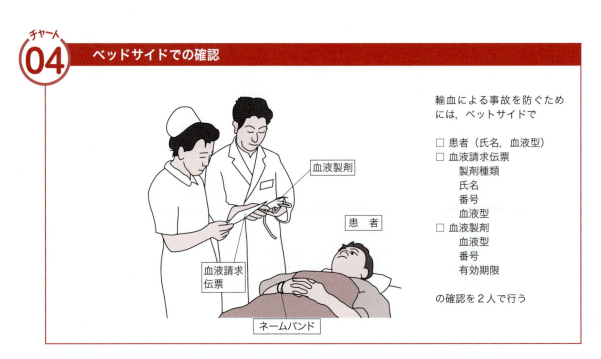

輸血による事故を防ぐためには，ベッドサイドで

☐ 患者（氏名，血液型）
☐ 血液請求伝票
　　製剤種類
　　氏名
　　番号
　　血液型
☐ 血液製剤
　　血液型
　　番号
　　有効期限

の確認を2人で行う

● 実践のためのポイント

● 輸血では繰り返し確認，ダブルチェックをします．その意味を理解しましょう

解説

1 輸血の実際 チャート03

　実際の輸血の手順を簡単に記します．輸血適応のある患者を担当したら，インフォームドコンセントをとり（→p60〜67），2回（別々に採取して）ABO血液型の検査をします（→p42）．医師が直接患者から採血することは患者確認（患者↔検体↔IDの同一性の確認）の観点から重要です．検査室は診察室や病室とは別の場所ですから，検査技師は患者を直接（見て）確認することができません．異型輸血を防ぐ基本的な対策として，2回検査・ダブルチェックは必須です．

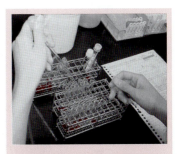

図a　検査技師による交差適合試験の様子

　次に検査伝票と血液製剤請求伝票を記入あるいは電子カルテに入力して輸血部に（患者）血液検体（血液型検査と交差適合試験用）とともに届けます．輸血部では検査技師が血液型判定と交差適合試験（図a）を行います．さらに検査技師2人で確認後，血液製剤を払い出します．この受け渡しの際にも，2人で読み合わせを行って製剤番号の確認をします（図b）．ベッドサイドで医師と看護師が，患者と製剤と記載血液型を確認します チャート04．そして，医師が輸血を開始します．輸血速度は，始めの15分間は1分間に1mL程度でゆっくりと行い，その後は5mL/分程度とします．輸血による副反応を見逃さないために，**開始の5分間と15分後には必ず観察を行い**ます．医師は輸血の効果と副反応の有無を記録します．

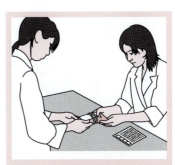

図b　必ず2人で読み合わせて確認する

Column

交差適合試験をする時間がないほどの緊急輸血はどうする？

　米国TV番組の『ER』では，すぐにO型RhDマイナス血を輸血していますが，日本ではこの血液型の供血者は非常に少なく，現実的な話ではありません．交差適合試験のうち"生食法"は慣れた臨床検査技師であれば，15分間ほどでできるはずです．その時間も待てなければ，生食法を行わず"ノークロス"で，記載された血液型と一致する血液製剤の輸血を開始して，その間に（後追いで）交差試験をします．ノークロスの輸血（約5分間）さえ待てない場合のみ緊急O型赤血球液輸血が認められています．

　交差適合試験をする時間がない場合でも，最も重要なことは，輸血前に患者の血液型を正しく判定しておくことです．

チャート05 　採血（血管確保）

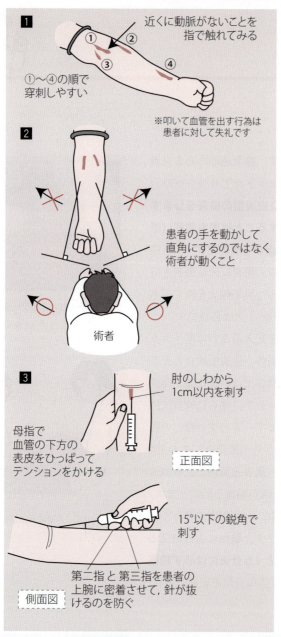

2 輸血手技の実際

　輸血を行う前には，検査用の採血が必要です．ここに採血（血管確保）の手技を図示しました チャート05 ．

　初心者による採血時の失敗やその後の不手際として以下のような例があります．注意しましょう．

（1）ピストンを引く際にシリンジごと引かれて，針が血管か

ら抜けてしまう
(2) 静脈に対して術者が直角に対峙しないため血管が針に押されて斜め横に逃げてしまう
(3) 駆血してから採血するまでが長過ぎて，患者がより緊張する
(4) 採血管に移す際に採血管を指で直接持ち，術者自身が指を刺す
(5) 針を廃棄する専用容器に捨てずに一般ゴミ箱に針を捨ててしまう

　血液バッグを開ける前にベッドサイドでの確認作業を行ってください チャート04 （p20参照）．

　輸血を行うラインは中心静脈栄養用のカテーテルは用いずに，末梢の静脈を別に確保したほうがよいでしょう．採血時と同じように駆血した後，70％アルコール綿で消毒して，成人の場合21Gより太い針を用いて血管を確保します．

　次に血液バッグと輸血用（回路）ラインの使用法を記します．まず手袋をします．製剤バッグをよく混和して

①バッグはつるさず チャート06 にあるようにセグメントがある方を上に持ちます．

②管が露出するようにカバーしてある「ベロ」を引き起こして開けます．

③ラインのローラークランプ（クレンメ）を閉じて，チャート06 のように上からまっすぐプラスチック針をさし込みます（金属針がついているものもありますが，金属針は生食液を流すなどの別用途ですから注意してください）．

④バッグをつり下げます（つるしてから針を刺すと血液バッグを破ります）．

⑤点滴筒を指で押して離し，メッシュチャンバーに製剤を満たし，さらに点滴筒の中の半分ぐらいまで製剤を吸い込みます．

⑥ローラークランプ（クレンメ）を開けて製剤をチューブ先端まで満たし，いったんローラークランプ（クレンメ）を閉じます．

⑦キャップを外し，すでに確保してある静脈ラインへ無菌的に接続します．

⑧はじめの15分間は1 mL/分で輸血します（**小児では，5章-4「小児科の輸血」を参照してください**）．

血液バッグの使用法

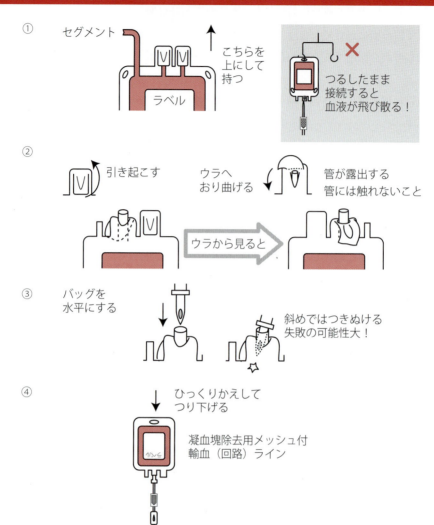

※連結部分は**チャート06**以外の形状の製剤もあります

輸血用血液製剤の名称と容積

名　称
- 赤血球製剤代表例　　　　　　→　赤血球液-LR「日赤」（略称 RBC-LR）
- 放射線照射済の製剤　　　　　→　製剤名に照射，略称 Ir（アイアール）
- LR（leukocytes reduced）→　白血球除去済

容　積
- Ir-RBC-LR-2 は　400mL 献血由来　→　容積約 280mL　通称 2 単位
- 合成血液-LR と自己血　→　　　　　　　容積 200mL　　通称 1 単位
- 新鮮凍結血漿-LR 120 →　　　　　　　容積 120mL　　通称 1 単位
- 新鮮凍結血漿-LR 480 →　　　　　　　容積 480mL　　通称 4 単位
- 濃厚血小板液-LR 10 単位（血小板数 2.0×10 の 11 乗個以上）容積約 200mL
- 濃厚血小板液-LR 15 単位と 20 単位（血小板数は比例するが）容量約 250mL

輸血では輸液用回路ではなく凝血塊除去用のメッシュ付きの輸血セットを使います（図c）．近年，輸血用血液製剤の名称が変わりましたのでチャート07に示します．

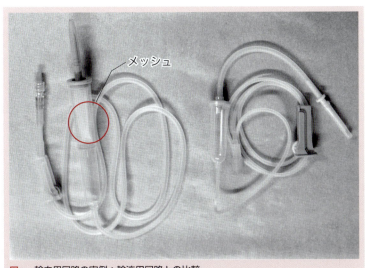

図c　輸血用回路の実例：輸液用回路との比較
左：凝血塊除去用メッシュ付セット（テルフュージョン® 輸血用セット）20滴≒1mL
右：輸液用セット

Memo

第1章

輸血事故・副反応の知識とその防止

1 輸血事故とその防止 ……… 28
2 輸血の副反応（異型輸血以外）とその防止 ……… 34

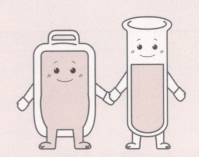

第1章 輸血事故・副反応の知識とその防止

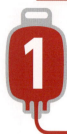

輸血事故とその防止

ABO型不適合輸血の頻度とその原因

(文献1より引用)

1. ABO型不適合輸血

1995～1999年　全国で166件あったとの回答
2000～2004年　全国で60件あったとの回答
2005～2009年　全国で50件あったとの回答

2. ABO型不適合輸血の原因と推移（2005～2010年）

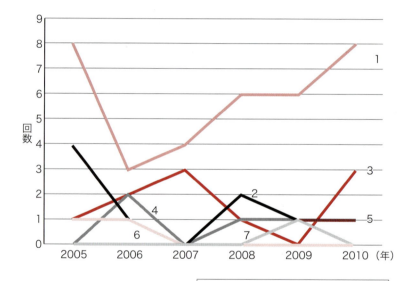

- 1. 患者・バッグ取り違い
- 2. 血液判定ミス
- 3. 血液型確認ミス
- 4. 血液型コンピューター誤入力
- 5. センター発注ミス
- 6. 検体取り違い
- 7. 判定保留

● 実践のためのポイント

- ABO型不適合輸血の副反応は重篤です
- ABO型不適合輸血事故の原因を知っておきましょう
- 異型輸血防止策は，1患者ごとに2人で照合すること，製剤を病棟で保管しないこと

解説

1 ABO血液型不適合輸血

　輸血事故のうち最も重篤な副反応を起こすのはABO型不適合輸血です．死亡率は約20％との報告もあります．2005年に行われた日本輸血学会のアンケート調査 チャート08 によると，2000年から2004年の間に（回答のあった）824施設で60件のABO型不適合輸血を経験したということです（インシデント*を含む）．その主な原因は，①輸血実施時の患者・製剤の照合間違いが45％，②時間外の医師による検査間違いが16.7％，③輸血依頼伝票への血液型記入間違いが13.3％です．では実際に起きた事例を挙げてみます（チャート08 のアンケートとは直接関係してはいません）．

＊インシデント
　事故には至らなかったが適切に対応していなければ事故となった事象のこと．「ヒヤリハット」ともよばれているこのような事例のレポートの集積と解析が事故防止に役立つといわれています．一方アクシデントは事故を意味します．

2 事例

● 事故事例1
近畿地方大学病院での事例です．血液製剤が，本来は保管してはならない病棟に複数個保管されていました．医師が確認せずに1人で，別患者用の血液型が異なる血液製剤を輸血し，重篤な副反応が発現しました．

● 事故事例2
中部地方一般病院で，自己血が病棟に残っていることを主治医が思い出して，患者本人と製剤の確認をせず輸血を開始し，輸血後の観察も怠り，患者は死亡しました．

● 事故事例3
関東地方の大学病院で，手術室で患者を取り違え，自己血も確認せずに輸血．偶然同じ血液型のため副反応なし．

● 事故事例4
東海地方の一般病院で，看護師が1人で患者と製剤の血液型を確認せずに輸血開始．開始後も観察せず，重篤な副反応が発現しました．

● 事故事例5
関東地方の一般病院で，看護師が同姓の別の患者に確認せずに輸血開始．重篤な副反応が発現しました．

31ページへ続く

チャート09　異型輸血を防ぐための確認とその対象

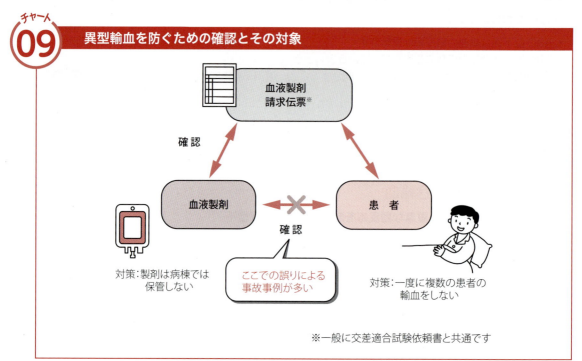

チャート10　異型輸血防止のための確認法

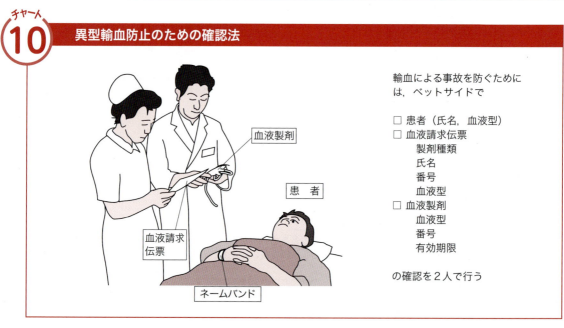

> 29ページの続き

● 事故事例6

中部地方の大学病院で，転送元で異型輸血されていたが（その異なる血液型のまま），さらに輸血を続けた．死亡．

● 事故事例7

九州地方の大学病院で，吐血のため緊急輸血を開始したが，医師の血液型判定が誤っていたため，異型輸血がなされた．患者は原疾患で死亡．

3 異型輸血防止 チャート09

異型輸血を予防するためには，血液型のダブルチェック チャート03 と以下のような対策を徹底しなければなりません．

☞ ① 輸血開始時に2人で照合する チャート10
　② 病棟には原則として血液製剤は保管しない
　③ 輸血の準備と実施は1回につき1患者について行う

不適合輸血を防ぐための基本的な確認手順は「輸血実施マニュアル」として各病院（病棟）に備えなければなりません．もしない場合には，血液バッグに添付の使用上の注意書，あるいは日本輸血・細胞治療学会のホームページのガイドラインから手順書などを得て印刷し手元においておくとよいでしょう．

Column

輸血事故防止のより具体的な対策とは？

輸血事故防止の具体例を紹介します．患者と製剤の確認には氏名を名乗ってもらうかネーム（リスト）バンド，ベッドネームを用います．ネームバンドは新生児ではあたりまえですがこれを入院患者全員に適応します．最近では，製剤のバーコードとネームバンドのバーコードをPDAとよばれる電子デバイスで読みとっている施設もあります．

ところが，外来で輸血をする場合にはネームバンドは使えません．救急治療では名前もわからないこともあります．このような場合には，原点に戻って「2人の人員での照合」，「1回につき1患者の輸血準備」を徹底しましょう．また，血液を病棟などに出庫する際とナースステーションで受け取る際にも確認は必要です．

チャート11　異型輸血の病態

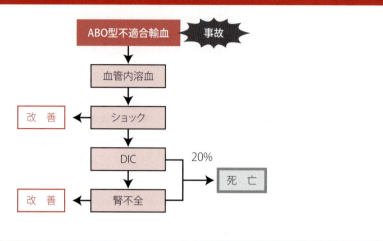

チャート12　異型輸血の症状と早期処置

▶ABO血液型の不適合輸血では10〜20％が死亡するといわれている．

症状

- 血管痛，熱感，悪寒戦慄，胸部圧迫感，呼吸困難，胸・背部痛，腰痛，一過性の血圧上昇に続く血圧低下
- ショック，乏尿・無尿から急性腎不全の症状を呈する

早期処置

（1）輸血を中止する．静脈ラインはそのまま確保
（2）血液製剤の血液型と患者の血液型の照合
（3）採血，採尿をして，溶血の有無を確認する
（4）補液を行い，血圧の安定を図りつつ，利尿
（5）DICの予防のためにヘパリンの投与を考慮

＊補体
　補体は炎症反応，溶血反応，抗原−抗体−補体複合体病（自己免疫性疾患，腎炎）などへの関与が知られている血清タンパクの1種です．活性化の経路には古典的経路（classical pathway）と別経路（alternative pathway）があります．古典的経路ではC4が，別経路ではC3が消費されます．C3，C4双方の著明な低下は全身性エリテマトーデス，播種性血管内凝固症候群（DIC）でみられます．両経路とも最終的には複数の補体成分が結合したC5b67が細胞膜に付着し，さらにC89が管状構造を形成し，細胞膜に孔が開くことにより細胞を溶解します．

4 異型輸血が起きてしまった場合

A) 血管内溶血（即時型）とその病態 チャート11

　前述のようなABO型不適合輸血が行われると，即時型の血管内溶血が起こります．続いて血管内で補体*が活性化され，これが肥満細胞や好塩基球に作用し，ヒスタミンなどが遊離し，急性反応を引き起こします．その際遊離ヘモグロビンは，血管内皮細胞由来のNO（一酸化窒素）と結合し血管収縮を促し，一時的な血圧の上昇をみることがあります．

　一方，赤血球-抗体-補体複合体は流血中の単球に貪食され，TNF，IL-1，IL-6，IL-8，MCP（単球走化性因子）などの炎症性サイトカインを放出し，血圧が低下しショックになります．また，これらのサイトカインは，血管内皮細胞の組織因子を誘導し，凝固第Ⅶ因子と反応して凝固亢進に傾き，結果として播種性血管内凝固症候群（DIC）を引き起こします．この時の臨床症状をチャート12にまとめました．

B) 輸血副反応発生時の対策

① ただちに輸血を中止し，輸血セットを交換して，生理食塩水または細胞外液系輸液の点滴に切り替えます
　↓
② バイタルサインのチェック〔尿量，尿の色，呼吸，血圧（初期には上昇する例もある）〕，脈拍などを厳重に監視します
　↓
③ 次に起こりうる可能性のあるショック状態やDICあるいは腎不全に備える対策をとります
　↓
④ ショック状態からの離脱のために麻酔科医，救命部門の医師の助力を請います
　↓
⑤ 輸血によってのみ救命しうる（原疾患の）場合には，適合血の輸血を行います
　↓
⑥ 輸血していた製剤は，血液型と輸血量の再確認のために保存します

C) 遅発性溶血性副反応

　輸血後5～10日後に発熱，黄疸，溶血を呈する病態です．ABO血液型以外のRh, Kell, Duffy, Kidd, Diego血液型の異型輸血で起こることがあります．同種抗体の同定と薬剤性肝障害，肝炎などとの鑑別診断を行う必要があります（p38 チャート18 参照）．

第1章 輸血事故・副反応の知識とその防止

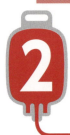

2 輸血の副反応（異型輸血以外）とその防止

チャート 13 輸血副反応報告件数（2016年）

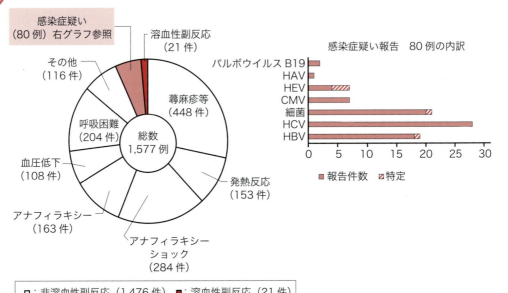

（文献2，3より引用）

チャート 14 移植片対宿主病（graft versus host disease：GVHD）

定 義 移植片対宿主病は，正常な免疫能力を持っていない患者，免疫不全，骨髄移植患者，未熟児などが他人のリンパ球を十分量輸注された場合，これを拒絶，破壊処理することができず，輸注リンパ球が患者の生体内に生着し，これがやがて移植片（graft）となって，宿主（host）である患者の組織を破壊，攻撃する合併症です．

発 症
- 免疫不全でない患者への輸血によっても発症
  輸血後1週間頃より発熱，全身紅斑，肝障害，下痢，汎血球減少症が続き，肺炎，敗血症などを併発し1ヵ月前後で死亡．
- 輸血血液のHLA型が患者に対して一方向適合の場合に発症
  日本人はこのような組み合わせの輸血がおよそ600回に1回．

予防法
(1) 放射線照射
(2) 新鮮血を避ける（新鮮血には新鮮なリンパ球が混在）
(3) 近親者からの血液の輸血を避ける（院内採血は原則できません）
（HLA一方向適合確率が，非血縁者に比べて8倍程度高くなる）

●実践のためのポイント

- 異型輸血による溶血性副反応以外では，免疫学的反応，アレルギー，輸血後感染症が重要な副反応です
- 輸血関連急性肺障害（TRALI）と輸血関連循環過負荷（TACO）に要注意
- 製剤への放射線照射により輸血後GVHDは近年はありません

解説

1 輸血が原因の副反応の頻度

　血液型を正しく合わせて輸血しても，ウインドウピリオド（3章-4，p72参照）にある病原菌・ウイルスによる感染症，リンパ球による細胞への攻撃，あるいは血漿タンパク成分に対するアレルギー反応などの副反応が，低い頻度ながら起こります チャート13 ． チャート13 の感染症に関しては日本赤十字社への報告数（特定数）は2016年B型肝炎（HBV）18（1）例，C型肝炎（HCV）28（0），E型肝炎（HEV）4（3），HIVなしでした．ちなみに，国立感染症研究所で把握している1999年から2009年までの国内の輸血によるC型肝炎発症割合は全体の11％で，残りの89％は輸血以外の原因による感染でした．

2 輸血後GVHDとその対策 チャート14

● 移植片対宿主病（graft versus host disease：GVHD）

　ドナーのリンパ球が患者の組織を障害する病態です．紅斑・肝障害・骨髄機能低下を引き起こし，死に至ります．この反応にはHLAが関与し，一方向適合の際に起こる可能性が高くなります チャート15 ．

　赤血球製剤と血小板製剤に放射線照射が行われるようになってから，照射済の製剤からは輸血後GVHDは起こっていません．なお，放射線照射を必要とする血液製剤は チャート16 の通りです．

　一方，HLAを一致させた骨髄移植でも，慢性のGVHDが起こります．この病態はドナーのリンパ球がマイナー抗原や腫瘍細胞を標的として障害しているものと考えられています．その結果，予後の改善をもたらす場合があります．このような反応を**GVL（graft versus leukemia，移植片対白血病）効果**（または，GVT効果，p141参照）とよびます．

輸血後GVHDの発症機序

患者　　　　　　　　　血液製剤

リンパ球を含む

一方向適合の例　宿主（患者）はドナーリンパ球を拒絶できない

HLA　A*24:02　B*52:01　DRB1*15:02　--✗-→　HLA　A*24:02　B*52:01　DRB1*15:02
　　　A*33:03　B*44:06　DRB1*13:02　←　　　　　　A*24:02　B*52:01　DRB1*15:02

リンパ球が宿主を障害する（GVH反応）

放射線照射を必要とする血液製剤

1．全　血
2．赤血球製剤（白血球除去LR製剤であっても）
3．血小板製剤

必要ない製剤
・自己血
・新鮮凍結血漿（FFP）
〔参考：放射線量は15〜50Gyの範囲
　実際の供給製剤は15Gy〕

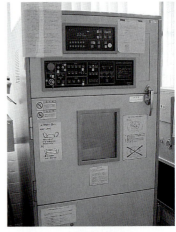

X線照射装置

Memo

3 アレルギー反応の頻度と対策

　日本赤十字社に報告があった副反応のうち重症のアナフィラキシーショックの頻度は約1/1万程度ですが，蕁麻疹，発熱は1/2,000程度と稀な副反応ではありません．実際には血小板製剤では5％に達する頻度の副反応があるといわれています．このような副反応が発症した場合には，輸血の中止，ステロイド剤の投与で対応しますが，早い段階で副反応に気づくことが重要です．したがって**輸血を開始した直後，5分間，そして15分後の患者の観察は必須**です．

4 未知の感染症など

　輸血では未知の病原体による感染症伝播の可能性を否定できません．2002年には米国で，輸血による西ナイルウイルス感染例が報告されました．変異型クロイツフェルトヤコブ病については輸血によるヒト間での感染例は報告されていませんが，英国ではこれを危惧して輸血血液製剤の保存前白血球除去を行っています．2003年には日本国内でエルシニア汚染血によるエンドトキシン*ショックの可能性例が報告されました．エルシニア汚染血対策として，**使用前に血液バッグが黒く変色していないかどうかの外観目視を怠ってはいけません．**

> **＊エンドトキシン（endotoxin）**
> 　エンドトキシンは細菌の作り出す菌体外毒素で，ショックの原因として知られています．血液製剤の中にエンドトキシンあるいはこれを産生する細菌が混入した場合には，輸血時にショックを起こす可能性があります．
> 　国内でも低温で増殖するエルシニア菌に汚染された血液製剤が発見されたことがあります．汚染された製剤は黒から褐色に変色しているので，輸血前の外観検査で見つけることができます．

　輸血による副反応のうち，血管内溶血はその原因がABO血液型不適合輸血（結果として医療事故）がほとんどであることから，原因，症状，処置から予防法まで詳しく理解しておく必要があります．一方，非溶血性副反応，血管外溶血，TRALI チャート17 ～ チャート19 は，繰り返して輸血を受けている場合や稀な血液型で起こる副反応ですから，細部までを記憶することよりも，そのような副反応があることを忘れないようにすることが大切です．

チャート17 血漿型不適合（非溶血性副反応）

症状

- 輸注白血球による発熱反応　　予防 ➡ 白血球除去製剤を使用
- 血漿タンパク輸注によるアレルギー反応　予防 ➡ 洗浄赤血球を使用
- 抗HLA抗体による血小板輸血不応状態　予防 ➡ 白血球除去製剤を使用
  　　　　　　　　　　　　　　　　　　➡ HLA適合血小板の適応

注意

血小板特異抗原（HPA-1〜HPA-5）に対して抗体が産生され，血小板輸血に不応となることもある．

チャート18 輸血による血管外溶血副反応

特徴

- 血管外溶血（遅延型）
- Rh，Kell，Duffy，Kidd，Diegoなどの血液型抗体により発症する
- 赤血球に抗体が結合するが補体活性は起こさない
- 輸血後5〜7日くらいたって抗体で感作された血球が細網内皮系の単球，マクロファージに貪食され，一挙に高度の貧血，黄疸を呈する
- 血管内溶血に比べて予後はよい

チャート19 TRALIとその他の輸血副反応

1. 輸血関連急性肺障害（transfusion-related acute lung injury：TRALI）

稀ではあるが輸血後，発熱の他に頻脈，乾性咳，呼吸困難，チアノーゼ，低血圧を起こし重篤な状態となる場合がある．胸部X線像で肺に浸潤像を認める．

2. 輸血関連循環過負荷（transfusion associated circulatony overload：TACO）

輸血速度が速いことで起きる．1単位を2〜3時間かけて輸血することで予防．

3. 大量輸血による副反応

▶ 24時間以内に患者の循環血液量以上の輸血が行われると，冷たい血液による低体温障害，低カルシウム血症，高カリウム血症，アシドーシス（後にアルカローシス），希釈性凝固障害などが起こる．

Memo

5 血漿型不適合（非溶血性副反応） チャート17

　ある血漿タンパク成分やHLAに対する抗体，あるいは血小板抗原に対する抗体などの存在により，悪寒，発熱，アナフィラキシー症状，アレルギー症状を発症することが知られています．症状に応じて，抗ヒスタミン剤，ステロイド剤の投与，あるいは輸血中止の対策をとります．

6 血管外溶血（遅延型） チャート18

　Rh, Kell, Duffy, Kidd, Diego などの抗原に対する血液型抗体の存在により，溶血することがあります．この場合，赤血球に抗体が結合しますが，通常は補体活性化がないため，遅延型の溶血反応を示します．輸血の5～10日後，抗体で感作された血球が細網内皮系の単球やマクロファージに貪食されて貧血や黄疸を呈します．不規則抗体検査を行うことにより，その抗体から抗原を同定できれば予防することができます．

7 TRALI と TACO チャート19

　重篤な副反応として，輸血関連急性肺障害（transfusion-related acute lung injury：TRALI），心不全（肺浮腫）などの報告数も増えています．

　TRALI は，輸血によるARDS（acute respiratory distress syndrome）といわれています．症状は輸血後2時間から6時間以内に起こる重篤な呼吸困難と肺水腫です．一部の患者あるいは血液製剤から抗HLA抗体あるいは抗顆粒球抗体が検出されていることから，原因として免疫学的機序が想定されています．呼吸管理とステロイド剤の治療が行われます．

　その他，心不全や輸血関連循環過負荷（transfusion associated circulatory overload：TACO）があります．BNP血液検査が鑑別診断に有効です．

チャート20　安全な血液製剤の安定供給の確保等に関する法律

基本理念　[第三条]
- 血液製剤は，その原料である血液の特性にかんがみ，その安全性の向上に常に配慮して，製造され，供給され，又は使用されなければならない．
- 血液製剤は，国内自給（国内で使用される血液製剤が原則として国内で行われる献血により得られた血液を原料として製造されることをいう）が確保されることを基本とするとともに，安定的に供給されるようにしなければならない．
- 血液製剤は，献血により得られる血液を原料とする貴重なものであること，及びその原料である血液の特性にかんがみ，適正に使用されなければならない．

医療関係者の責務　[第八条]
- 医師その他の医療関係者は，基本理念にのっとり，血液製剤の適正な使用に努めるとともに，血液製剤の安全性に関する情報の収集及び提供に努めなければならない．

8 安全な血液の供給に関する法律　チャート20

　2003年7月施行の安全な血液の供給に関する法律，いわゆる血液新法では，血液製剤の適正使用に努めることと，安全性に関する情報の収集と提供に努めることが明文化されました．そして，血漿分画製剤使用時でもインフォームドコンセントを得ること，輸血記録保存期間の延長，日本赤十字社の遡及調査や主治医が直接厚生労働省に副反応を報告することができるシステムなどが具体化されました．

Column

輸血副反応とその報告について

　繰り返しになりますが，輸血ではアレルギー反応（0.5〜1.0％），感染症（0.1％未満）や免疫学的副反応（溶血，抗体産生，GVHD，TRALI：0.1％未満）があります．また，容量負荷や電解質異常など生理学的な副反応を引き起こす可能性もあり十分な注意が必要です．もし，重篤な副反応が発生したら，輸血部や責任者への報告，患者や家族への説明は当然必要です．しかし，現実的には発熱や蕁麻疹などの軽い症状の副反応（1.0〜5.0％）がほとんどです．このような副反応があっても一般には輸血の必要性が高いことが多いので，対症療法を行って厳重に観察をしながら輸血を継続することになります．ここで忘れがちなのが「副反応報告」です．今回は発熱や蕁麻疹であっても，次回の輸血の際にはもっと重篤なアレルギー反応が出るかもしれません．カルテに記載するとともに院内で統一した様式の「副反応報告」を輸血部門に提出してください．筆者の施設では輸血伝票に実施確認者の記名とともに「副反応の有無」の欄があり，副反応なしの場合は「無し」にチェックして伝票を戻してもらうことになっています．こうして集められた副反応症例は輸血療法委員会で報告しています．なお，血圧の低下を伴うような重い副反応の場合には血液バッグも必ず輸血部門に戻すことも大切です．

第2章

輸血検査の実際

1 ABO血液型の判定方法 ………………… 42
2 Rh血液型の判定方法 ………………… 50
3 交差適合試験 ………………… 52
4 不規則抗体 ………………… 56

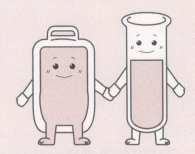

第2章 輸血検査の実際

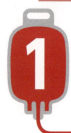

1 ABO血液型の判定方法

輸血前検査

1. ABO血液型検査
- オモテ検査（ガラス板法または試験管法）
- ウラ検査（試験管法）

▶ オモテ，ウラ検査の結果が一致して血液型が確定
▶ 2回採血，2回検査を実施

2. RhD因子検査（試験管法）
Rh血液型のなかで最も重要なD抗原が陽性かどうかを抗体試薬で調べる

3. 赤血球不規則抗体検査　（一般に検査技師が行う）
A，B以外の赤血球血液型抗原に対する抗体が患者血清中にあるか否かを調べる

交差適合試験へ

ABO血液型検査

▶ ABO血液型が他の血液型と異なる点は，自己の赤血球にはない抗原に対する抗体を血清中に規則的にもっていることである（Landsteinerの法則）

1. オモテ検査　抗A，抗B血液型判定用抗血清（抗体）を用いて血球の抗原型をみる．

2. ウラ検査　被検血清中の抗A，抗B抗体の有無をみる．

▶ ABO型不適合輸血の防止のためには，ABO血液型は2回採血，2回判定のダブルチェックを必ず行う

● **実践のためのポイント**
- ABO血液型検査は緊急の場合でも自信をもって判定できるように日頃から練習しましょう
- オモテ検査とウラ検査を混同しないように覚えましょう
- 検査で失敗しないためには，反応時間を守り，抗血清や血液の量を正しくします

解説

輸血前にはチャート21のような検査が必要となります．予定された輸血であればこれらすべての検査を行います．緊急輸血の場合には，不規則抗体検査を行わずに，ABO血液型とRh血液型（D陽性か陰性か）だけを確認して輸血する場合もあります．いずれにしても，最も重要なのはABO血液型の検査です チャート22．

ABO血液型の特徴は，自己の赤血球が保有しない抗原に対する抗体を血清中に規則的にもっていることです．この特性を用いて，患者血液を赤血球と血清に分離した後，血清試薬（抗体）と標準血球により，ABO血液型を判定します．この2つの検査は"オモテ検査"と"ウラ検査"とよばれています．

緊急の場合ABO血液型の判定はベッドサイドで行う場合が多く，その場合は"オモテ検査"だけが行われます．

ここでは"オモテ検査"で最も簡便な"ガラス板法"を示します．この手技はすべての診療科の医師・パラメディカルスタッフに必須のものです．"ウラ検査"は"試験管法"により行いますが，これは主に救命，外科系の医師と臨床検査技師が覚えなければならない検査手技です[4]．

なお，これらの手順については巻末付録の「実習の手引き」（→p192）にも記述してあります．

Column

輸血の歴史②　ABC型

1900年，オーストリアのK. Landsteinerは実験室のスタッフ22名の血清と赤血球の組み合わせから，3種類の反応を見出し，これらのもととなった血液にA，BとC型という名前をつけました．この時点でC型という血液型があったのです．しかし，血清に対応する抗原がない：ゼロという意味から，C型は後にO型とよばれるようになりました．一時，ABO血液型は別の学者によりI～IV型と命名されていました．しかし，Landsteinerが米国の研究所に移ってからも数々の業績をあげたことから，1927年には正式にABO血液群とよばれることになりました．そして1930年にLandsteinerはノーベル賞を受けます．

ところで，ウィーン大学の実験室スタッフにはAB型が偶然いなかったので，彼はこの血液型を報告できませんでした．このAB型は1901年にオーストリアのDecastelloとSturliが報告しています．

血液型判定に必要な試薬・器具

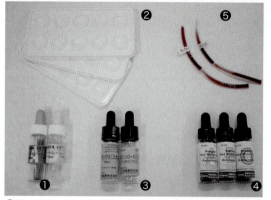
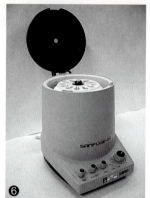

❶抗A抗体，抗B抗体　❷汎用の凝集反応検査用プラスチックプレート（ガラス板の代わり）　❸抗D抗体，コントロール試薬　❹標準血球　A_1，B，O　❺日赤供給血液製剤のセグメント（個別番号がついている）　❻卓上低速遠心分離機

ABO血液型検査　オモテ検査　"ガラス板法"

▶注意！
- 1回につき1人の患者の検査を行うこと
- 医師が直接採血すること

抗A血清
抗B血清

① 判定板に抗A血清（青色）1滴，抗B血清（黄色）1滴，隣り合った空いているところに血液を各1滴入れる

▶注意！ 抗血清の入っているところに注射器から直接血液を入れない

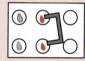

② 被検者血液にコの字型棒あるいは竹ひごの先端を付け，血球を付着させ，血清の入っている穴に平行に移動させる

▶注意！ 血液量が多いと誤判定の原因となる

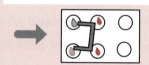

③ 判定板上で円を描くように30秒以上の時間，コの字棒でよくかき混ぜながら広げる

④ 判定板を前後左右に静かに傾け，反応を促進させる

⑤ 2〜3分後に肉眼で凝集の有無を判定する

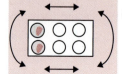

▶注意！
- 判定を急ぐと誤判定となることがある
- ほとんどの場合抗A血清と抗B血清の反応時間には差がある

1 オモテ検査

● "ガラス板法"に必要な器機・試薬

① 抗A血液型判定用抗体（抗A血清）（青色）"抗A抗体・ネオ；国際試薬"など，抗B血液型判定用抗体（抗B血清）（黄色）"抗B抗体・ネオ；国際試薬"など <チャート23❶>

② ウェル（くぼみ）のついた凝集判定プラスチック板 <チャート23❷>．最近ではガラス板法の名前の由来となった"ガラス板"よりも取扱いしやすい汎用の凝集反応検査用"プラスチックプレート"が使用されています

③ 筆記用具（油性ペン）

④ アクリル棒，ガラス棒，"コの字棒"あるいはこれに類する竹串，竹ひご（"コの字棒"を除き1検体当たり2本必要です）

2 オモテ検査手順 <チャート24>

① 患者誤認防止のため，担当医が患者から直接採血して，その血液の一部を用います．血液ガス分析用の血液，血算用の血液（の一部）でも可能です

↓

② 判定後の取り違えや記載ミスを防ぐために，1回につき1人の患者の検査を行います．伝票，記録用紙，プレートなどに患者の氏名（不明の場合には事前の取り決めによるIDに相当するもの）を記入しておきます

↓

③ 抗A血清，抗B血清を隣り合うウェルにそれぞれ1滴ずつ入れます

↓

④ その隣のウェルに血液を1滴ずつ入れます．直接抗血清の入ったウェルに血液を入れてはいけません（多すぎて誤判定となります．棒の先について移る程度の少量でよい）

↓

⑤ 棒（コの字棒，竹串）に血液をつけて，となりの抗血清の入ったウェルに移します（竹串の場合，抗A血清，抗B血清ごとに棒を換えます）

↓

⑥ 30秒間，棒で撹拌して，血液を広げます．その時点で最終判定とせず，2～3分後に判定します．特にヘマトクリット値の低い血液（出血性ショックの患者検体）では反応時間を守らないと誤判定となります

↓

判定

チャート25 ABO血液型検査（オモテ検査）凝集パターン

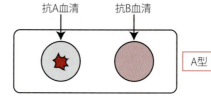

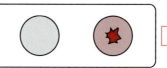

チャート26 血液型判定　実例写真

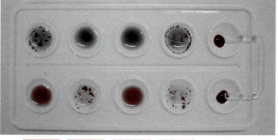

抗A血清のみに凝集反応を示せばA型です．同様に抗B血清のみに凝集反応を示せばB型です．
抗A血清と抗B血清に凝集反応を示せばAB型で，凝集がなければO型です．

Memo

3 失敗の原因と対処法

(1) 血液を注射器から直接ウェルに滴下すると血液が多くなり，判定ができません．抗A血清と抗B血清はそれぞれ1滴で4～10％の赤血球浮遊液1滴（1滴の量は約40μL）とよく反応するように濃度（力価）が調整されていることを覚えておいてください．

(2) 慣れてくると思い込みで判定しがちです．たとえば，青い液で凝集すればA型などとは思い込まずに，その都度，抗血清の瓶のラベル表記で確認しましょう．

(3) 看護師が採血した別人の検体で判定してしまうことがあるので，医師が自分で採血することが原則です．

(4) 前医や患者本人の血液型情報を鵜呑みにして判定すると，判定を誤ることがあります．

(5) **撹拌や判定の時間が短いと，AB型をA型などと判定してしまうことがあります**．抗A血清の反応と抗B血清の反応には時間差があります．

Column

ABO血液型の分子構造

A，B抗原は下図に示すように，前駆物質の糖鎖にH転移酵素が働いて，さらにA転移酵素とB転移酵素が作用して糖鎖抗原を生成します．A，B両方の糖鎖抗原がない場合には，O型となります．なお，H物質も生成されない場合Bombay（Oh）という稀な血液型になります．

Aの糖鎖抗原をもつと抗B抗体，Bの糖鎖抗原をもつと抗A抗体が産生されます．これらは規則抗体とよばれています．

このように自分のもつ抗原には抗体をもたず，自分にはない抗原に対して抗体をもつ理由は，実は明らかではありません．ひとつの仮説として，自己の抗原に反応するT細胞は胸腺で削除されているが，非自己の抗原に反応できるT細胞は残っているので，ヒトが生まれた後，このT細胞がA，B抗原と類似の外来抗原に反応して，B細胞に抗体を産生させているという考えがあります．

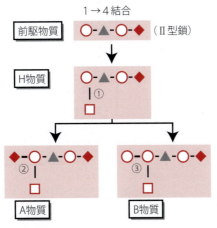

○：D-ガラクトース
▲：N-アセチルグルコサミン
◆：N-アセチルガラクトサミン
□：L-フコース

①H転移酵素（第19染色体）
②A転移酵素（第9染色体）
③B転移酵素（第9染色体）

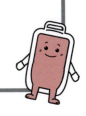

チャート27 ABO血液型検査（ウラ検査）

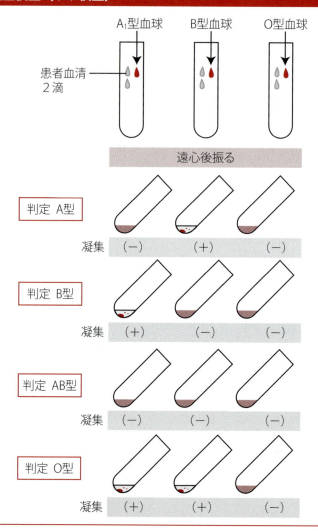

チャート28 オモテ検査ウラ検査凝集パターンと血液型

オモテ検査		ウラ検査			判定	日本人の頻度 (約%)
抗A血清	抗B血清	A型血球	B型血球	O型血球		
+	−	−	+	−	A型	40
−	−	+	+	−	O型	30
−	+	+	−	−	B型	20
+	+	−	−	−	AB型	10

＋：凝集あり，－：凝集なし

4 ウラ検査（試験管法） チャート27

ウラ検査は患者血清中の抗A抗体，抗B抗体の有無を，標準血球で調べる検査です．時間外（夜間，休日）の診療では，臨床検査技師がいない場合，医師がこの検査を行う施設もあります．

5 ウラ検査（試験管法）手順

（p195，「実習の手引き」中の図j，k参照）

① 試験管3本にA型血球，B型血球，O型血球と記入します

↓

② それぞれに患者血清を2滴ずつ入れます

↓

③ 標準血球試薬A_1型＊血球，B型血球，O型血球 チャート23❹ を各1滴入れます．混和後，卓上遠心分離機 チャート23❺ で3,000 rpm15秒遠心して，凝集の有無を判定します．判定の仕方は標準O型血球を入れた試験管とともにその他の2本（A_1型血球，B型血球）の試験管を同時にゆっくり振って，標準O型血球試験管の血液が遠心によりいったん沈殿していたものが，再び一様になったところで止めます．この時点でその他の2本（A_1型血球，B型血球）の試験管に凝集が認められれば陽性とします

＊A_1型
　日本人ではA_1型が大多数でA_2という亜型もありますが0.2％と頻度は低いので一般にA_1型血球ではじめに検査します．「オモテウラ検査不一致」の場合にはA_2などの亜型の検査にすすみます．

判定表を チャート28 に示します．

O型血球に患者血清を入れた試験管は陰性コントロールとしての意味があります．この試験管が陽性の反応を示した場合には，自己抗体やABO血液型以外の赤血球膜抗原に対する抗体が患者血清中に存在することを示しています．

オモテ検査とウラ検査の結果が一致しない場合（オモテ・ウラ検査不一致）の原因としては，①検体の取り違い，②患者が生後数カ月以内の小児，③造血幹細胞移植後の患者，④亜型，⑤自己抗体，不規則性抗体の存在などが考えられます．

第2章 輸血検査の実際

2 Rh血液型の判定方法

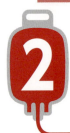

チャート29　輸血前検査

- Rh抗原の免疫原としての強さは，D，E，e，C，cの順
- D抗原陽性者を一般にRh陽性という（日本人では99.5％）
- Rh抗原は赤血球にのみ存在
- 抗D抗体の産生原因は（自然にできるのではなく）免疫されることによる
    - (1) RhD－患者へRhD＋血の輸血
    - (2) RhD－の女性がRhD＋の児を妊娠した場合
        - 注：分娩していない場合でも可能性あり

▶ 抗D抗体を保有するRhD－患者にRhD＋血が輸血されると，重篤あるいは致命的な輸血副反応を引き起こす

▶ 輸血により抗D抗体を産生したRhD－の女性がRhD＋の児を妊娠すると，第1子から重篤な胎児・新生児溶血性貧血を発症する

▶ したがって，輸血時には，患者のABO血液型と同様にRhD型を正しく判定し，抗D抗体の産生および輸血副反応を防止しなければならない

Column

輸血の歴史③　Rh血液型

　1940年にLandsteinerとWienerはアカゲザルRhesus monkeyにヒトと関連（共通）した血液因子があることを発見しRh因子と名付けました．その後1944年に英国のFisherはこの因子に関連した血液型を統計学的に分類して，3つの対立遺伝子を想定した記載法としてC-c，D-d，E-eを提唱し，その過程で以前Oにおきかえられたため使われていなかったCが新しい血液型の抗原因子名として再登場しました．もっとも，先にRh因子（これはD因子に相当，抗原性が最も強いことも後に判明）を発見したWienerらはこれを認めるはずがありません．彼らはRh-Hrの記載法を主張しました．

　さて，日本ではどちらの学者にも敬意を表しているのでしょうか，混合した表現を用いています．たとえば，RhD陰性（日本人0.5％），RhD陽性（日本人99.5％）という具合です．

　ちなみに，1941年にはWienerがC因子，そしてLevineがc因子，1943年にはWienerがE因子を発見しています．

● **実践のためのポイント**
- Rh 血液型は複数の抗原系から成るが，D が免疫原性が強く臨床的に重要です
- 輸血前検査では D 抗原の有無をもって Rh 血液型と称しています

解 説

1 Rh 血液型 チャート29

　Rh 血液型は 40 種類以上もの抗原から構成されていますが，輸血に関する重要な抗原は C，c，D，d，E，e の 6 抗原です（実際には d は D 遺伝子が欠損）．このうち，D 抗原陽性者を慣習的に Rh 陽性（日本人では 99.5％），陰性者を Rh 陰性（0.5％）とよんでいます．抗 D 抗体をもつ RhD−患者に，万一 RhD＋血が輸血されると，致命的な輸血副反応を引き起こします．また，輸血により抗 D 抗体を産生した RhD−の女性が RhD＋の児を妊娠すると，胎児・新生児溶血性貧血を発症することがあります．したがって，緊急の場合を除き，RhD 因子の検査は必要です（特に，**出産可能な年代の女性では RhD 因子の検査は必須です**）．

2 RhD 因子判定の手順

（p196，「実習の手引き」中の図 m，n 参照）

① 2 本の試験管に抗 D 抗体とコントロール試薬（1％アルブミン液）と記入し準備します
　↓
② 抗 D 抗体側に抗 D 抗体試薬 チャート23❸ を 1 滴入れます．コントロール試薬側には 1％アルブミンを 1 滴入れ混和します（コントロール試薬側の反応は陰性となります）
　↓
③ 両方の試験管に患者赤血球浮遊液〔生食 1mL に対しスポイト 1 滴（約 40μL）の血液を混和したもので 4～8％の赤血球浮遊液〕を 1 滴入れます
　↓
④ 3,000rpm で 15 秒間遠心して，凝集の有無で D 抗原が陽性か陰性かを判定します．判定の仕方はコントロール試験管とともに 2 本の試験管を同時にゆっくり振って，陰性コントロール試験管の血液が遠心によりいったん沈殿していたものが，再び一様になったところで止めます．この時点で抗 D 抗体試薬を入れた試験管内に凝集が認められれば陽性とします

第2章 輸血検査の実際

3 交差適合試験

チャート30 交差適合試験

受血者および供血者の一方の血清と他方の赤血球を試験管内で反応させる

	受血者	VS.	供血者
主試験	血清	↔	血球
副試験	血球	↔	血清

それぞれの検査で，凝集または溶血の有無により適合性を判定する

チャート31 交差適合試験に必要な器具など

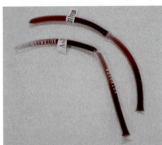

血液製剤のセグメント
（個別番号を検査に利用する）

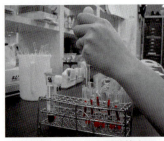

試験管・ピペット・試験管立て

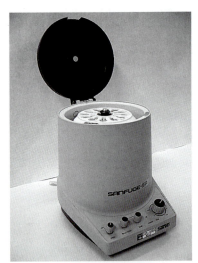

卓上遠心分離機

● **実践のためのポイント**

- "交差適合試験ができること"は研修医の臨床研修到達目標となっているので，確実に理解しておきましょう
- 主試験は輸血によりドナーの血球成分が患者に入った場合の反応を試験管内でみているものと覚えます
- 試験管法の場合，混合 → 遠心 → 振るの3操作の後，コントロール試験管との比較で凝集を判断します

解説

交差適合試験 チャート30 は，受血者と供血者の血清と赤血球を試験管内で反応させ，抗体による反応が存在するか否かをみる検査です．凝集または溶血の有無により適合性を判定します．交差適合試験の主試験は，患者（受血者）血清と供血者（ドナー）血球との反応を，副試験は受血者血球と供血者血清の反応を調べるものです．

なお，血液センターから供給されている（赤血球不規則抗体検査陰性の）赤血球製剤（血漿がほとんど除かれている）では副試験を行う意義は薄くなっています．

1 "交差適合試験" に必要な器具など チャート31

- ☐ ①記録用紙（血液製剤発注用紙兼交差試験申し込み書）
- ☐ ②血液バッグのセグメント
- ☐ ③容積5 mL程度の小試験管（と試験管立て）
- ☐ ④卓上遠心分離機
- ☐ ⑤筆記用具（油性ペン）
- ☐ ⑥パスツールピペットあるいはディスポーザブルピペット
- ☐ ⑦生理食塩液
- ☐ ⑧はさみ
- ☐ ⑨アルコール綿

Memo

チャート32　交差適合試験手順

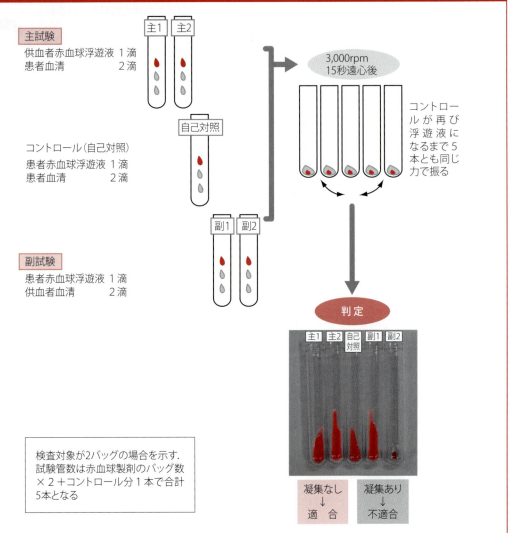

*生理食塩液法・PEG法・ブロメリン法・抗グロブリン試験

　生理食塩液法は赤血球膜を消化する酵素などを加えずに，血清と血球を反応させる直接凝集法です．酵素などの反応時間がかからないため，迅速にできます．
　PEG（ポリエチレングリコール）法は反応時間を短縮させる方法です．
　ブロメリン法はパイナップルの茎（くき）からとれる酵素のブロメリンを血清と血球を入れた試験管に加えます．ブロメリン法では赤血球膜のアミノ酸の一部が消化され，抗原が露出したり，膜の陰性荷電が失われることにより赤血球同士の反発が弱くなり，抗体の結合，凝集が起こりやすくなります．これにより抗E抗体などの反応感度を増強させることができます．一方では，M, N, Sなどの抗原性は失われて検出できなくなるため，一般に生理食塩液法の後に行われます．
　抗グロブリン法は輸血検査では以前は間接クームステスト（Coombs' test）といわれていました（技師さんはクームス法とよぶことが多い）．この原理は，そのままでは凝集を起こさない抗体（不完全抗体）が赤血球膜に結合しているところに，その抗体に対する異種の抗体を加えることによって凝集させるものです．新生児の溶血などの検査，交差適合試験，赤血球不規則抗体スクリーニングとして行われます（p.192〜「実習の手引き」参照）．

2 交差適合試験手順（生理食塩液法の主試験と副試験）チャート32

(p197, 199「実習の手引き」中の図 o, p, r, s 参照)

① 患者交差試験用血液を 2,000rpm で 10 分間遠心して，血清を分離後，沈澱した血餅から赤血球 2 滴（約 40〜80μL）を生食約 1mL の入った試験管に入れて，4〜8％の患者赤血球浮遊液をつくります

⬇

② 次に供血者赤血球浮遊液をつくります．血液バッグのセグメント チャート31 と同じ認識番号を試験管に書いて，そこに 1mL の生食を入れます．セグメントの赤血球が沈んでいる方の末端を斜めに注意深くはさみで切り，血液 2 滴を生食入り試験管に滴下し，4〜8％供血者赤血球浮遊液とします．はさみの刃は検体ごとにアルコール綿やキムワイプ®などで拭きます

⬇

③ 主試験用 1 本，副試験用 1 本の試験管にセグメントと同じ番号を書きます．患者自己対照（コントロール）の試験管も置きます

⬇

④ 図のように血清，赤血球浮遊液の順で滴下します．血清はセグメントの血清側の末端を斜めに注意深くはさみで切り血清滴を試験管に滴下します

⬇

⑤ 混和後，3,000 rpm で 15 秒間遠心し，試験管を振って凝集の有無で判定します

⬇

⑥ 緊急輸血の場合以外は引き続きブロメリン法や抗グロブリン試験*（前頁下段参照）などを行います

3 代表的な失敗の原因と対処法

(1) 使用赤血球血液製剤の単位数が増えると，試験管数が増えて取り違いや，検体の入れ間違いが起こるので，**試験管にセグメントの番号を事前に油性ペンで記入**しておきます．

(2) 使用赤血球血液製剤の単位数に関わらず，自己対照（コントロール）を 1 本準備します．自己対照が凝集する場合には，非特異的反応や自己抗体による反応が想定されます．もし，自己対象の試験管に凝集が認められた場合には輸血認定医師あるいは同検査技師に相談します．

(3) 複数の試験管で凝集が認められた場合には，血液バッグを誤って選んだか血液型を間違えている可能性があるので再確認をします．

(4) 赤血球浮遊液を用いずに，希釈していない血液をそのまま使用するのは誤りです．

第2章 輸血検査の実際

4 不規則抗体

チャート33 赤血球不規則抗体

赤血球血液型抗原に対する同種抗体で，抗A抗体，抗B抗体（規則抗体）以外の抗体

免疫抗体 輸血，妊娠，移植により産生される．主としてIgG

自然抗体 同種抗原免疫を経験していない人に保有される抗体．主としてIgM

チャート34 赤血球不規則抗体スクリーニング

- **スクリーニング**：O型血球パネルと患者血清との反応でどれかに凝集，溶血が起これば不規則抗体陽性
- 抗D，抗EなどのRh抗体とLewis式の抗Le^{a}抗体，抗Le^{b}抗体が約90％を占める
- 不規則抗体陽性者では，ABO同型，RhD同型のほかに，不規則抗体に対応する抗原陰性の血液を選ぶ
- **妊産婦のスクリーニング**：IgG抗体は胎盤通過性であり，抗体に対応する抗原を児が有していると胎児・新生児溶血性貧血を引き起こす

Memo

● 実践のためのポイント

- 不規則抗体検査は，輸血を行うことが確実な患者，輸血歴のある患者，妊婦については原則として行います
- 不規則抗体検査は主に臨床検査技師が行いますが，医療スタッフはその意味を理解しておく

解説

1 規則抗体，不規則抗体 チャート33

赤血球血液型抗原に対する同種抗体において，抗A抗体，抗B抗体を規則抗体とよぶのに対して，それ以外の抗体を不規則抗体とよんでいます．さらに抗体は，(1) 免疫抗体と(2) 自然抗体に分けられます．

(1) **免疫抗体**：輸血，妊娠，移植により産生されます．男性に比べて経産婦の不規則抗体の保有率は高くなります．免疫抗体は主としてIgGです．

(2) **自然抗体**：免疫抗体のように明らかな同種抗原免疫を経験していない人が保有する抗体で，主としてIgMです．通常の抗A，抗B抗体は自然抗体です．

これらの抗体を有している患者へ抗原陽性の血液が輸血されると，生体内で抗原抗体反応が起こり，溶血性輸血副反応を引き起こす危険性が高くなります．これを予防するため，輸血を行う可能性のある患者に対しては，輸血前に不規則抗体の有無をスクリーニングする必要があります．不規則抗体が陽性の場合は，対応抗原陰性の血液を選びますが，時間がかかる場合があります．

2 不規則抗体スクリーニング チャート34

A) スクリーニング

O型血球パネルと患者血清との反応性をみる検査です．あらかじめ血液型をくわしく調べてある血球試薬のどれかに凝集あるいは溶血が起これば不規則抗体は陽性です．不規則同種抗体の陽性率は，大学病院では1〜2％といわれています．

B) 不規則抗体の同定

スクリーニングであっても実際には抗体が同定できるように試薬の赤血球が組み合わされている．検査の結果とこの抗原表を照らし合わせて抗体の同定を行います．**不規則抗体の**

中で，抗D抗体，抗E抗体などのRh抗体とLewis式の抗Le^{a}抗体，抗Le^{b}抗体は，この順に多く，合わせると全体の約90％を占めます．

C) 不規則抗体陽性者に対する輸血

不規則抗体陽性者に対する輸血は，ABO同型，RhD同型のほかに，不規則抗体に対応する抗原陰性の血液を選ばなければなりません[a]．

D) 妊婦のスクリーニング

不規則抗体のうち**IgG抗体は，胎盤通過性**であり，抗体に対応する抗原を児が有していると胎児・新生児溶血性貧血を引き起こすので，**妊婦の抗体スクリーニングは重要**です．

[a] 実際の選択方法は，輸血部門に日々在庫している血液製剤を抗原の存在頻度に合わせて（例えば20％の頻度で抗原陰性の場合は，通常の5倍単位数の製剤について）抗原を調べて，陰性のものを交差試験に用います．もし稀な抗原陰性の血液製剤が必要な場合は，赤十字血液センターに連絡して探してもらうことになります．

2 臨床的に意義のある抗赤血球抗体とはどれか？

臨床的に意義のある抗赤血球抗体は生体内で溶血を起こす可能性があるものです．これは37℃において間接抗グロブリン試験陽性となります．**重要な抗原はA，B，Diego，Duffy，Kidd，Kell，Rh，S/s，MNであり**，これらに対する抗体をもつ場合は抗原陰性血液を必ず選択します．なお，稀な不規則抗体をもつ症例の場合には，血液確保が難しいので，学会認定医師あるいは技師に相談するとよいでしょう．

IgMクラスの抗体は問題ないとされていますが，同時にIgGクラスの抗体が存在することがあり要注意です．

Column

血液型はいくつあるのか

血液型はその抗体が先に見つかったり，遺伝子を想定した命名がなされたり，発見者の名前がつけられたり，発見地域の地名や人種でよばれたりして多彩です．血液型（blood group）はいくつあるのかとの問いには，赤血球膜抗原の数だけあるというのが答えでしょうか．

2010年の段階ではblood groupは30のmajor groupに分けられ，その総数は約600であるとされています．それでは，私たちはどこまで（どの程度まで）血液型を知っていなければならないのでしょうか？　臨床的に意義のあるものは，その抗原と抗体の存在によって，生体内で溶血を起こす可能性のあるものです．この観点から，臨床上重要な抗原はA,B, Diego, Duffy, Kidd, Kell, Rh, S/s, MNです．Diego, Duffy, Kidd, Kell, S/sを『KIDDS』と覚えるとよいでしょう．

第3章

輸血における問題点の認識

1 輸血とインフォームドコンセント　　　　　　　　60
2 血液製剤の安全性の確保　　　　　　　　　　　　68
3 安全対策の実際　　　　　　　　　　　　　　　　70
4 ウインドウピリオド　　　　　　　　　　　　　　72
5 輸血感染症　　　　　　　　　　　　　　　　　　74

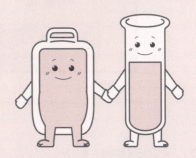

第3章 輸血における問題点の認識

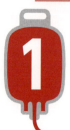

1 輸血とインフォームドコンセント

チャート 35　過去の血液事業の問題点と対策

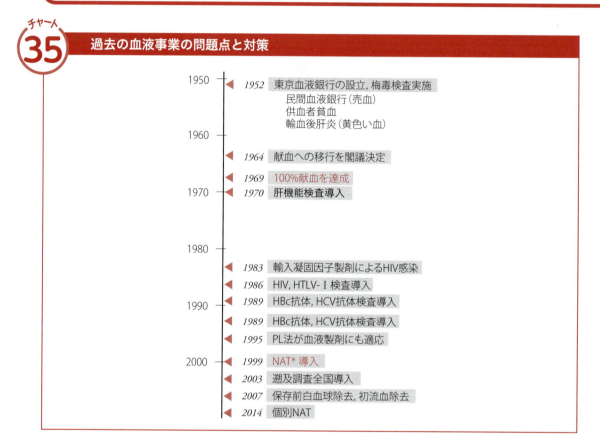

- 1952　東京血液銀行の設立, 梅毒検査実施
  　　　民間血液銀行（売血）
  　　　供血者貧血
  　　　輸血後肝炎（黄色い血）
- 1964　献血への移行を閣議決定
- 1969　100％献血を達成
- 1970　肝機能検査導入
- 1983　輸入凝固因子製剤によるHIV感染
- 1986　HIV, HTLV-Ⅰ検査導入
- 1989　HBc抗体, HCV抗体検査導入
- 1989　HBc抗体, HCV抗体検査導入
- 1995　PL法が血液製剤にも適応
- 1999　NAT* 導入
- 2003　遡及調査全国導入
- 2007　保存前白血球除去, 初流血除去
- 2014　個別NAT

チャート 36　輸血後肝炎発症率の推移

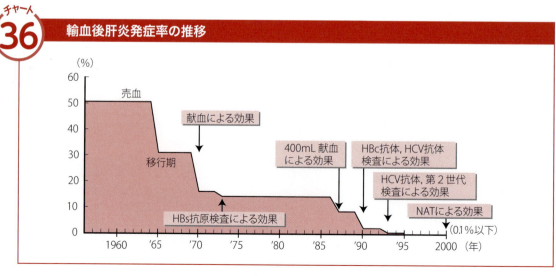

● 実践のためのポイント
- 日本赤十字社の血液製剤は世界で最も安全性が高いといわれていますが，ここに至るまでの対策について理解しましょう
- アルブミン製剤の国内自給率は2000年度の30％から2007年度には63％に改善しています
- 輸血には血漿分画製剤でもインフォームドコンセントが必須です

1 血液事業と需給 チャート35

　1936年米国のFantusは米国で初めてblood bankをシカゴに設立し，保存血の供給が始まりました．かつては日本でも日本赤十字社東京血液銀行（1952年設立）を含め20もの民間血液銀行が存在していました．しかし，当時は検査体制が不十分であり，しかも売血であったため輸血後肝炎や供血後貧血の問題が起きました．この問題に対処するために，1964年（東京オリンピックの年）に献血による日本赤十字社単独の血液事業への移行が閣議決定され，1969年にこれを達成することができました．それ以降感染症対策を中心に，一元的な対策がとられるようになり，血液製剤の安全性は高まりました．

　1989年代にはB型肝炎ウイルスとC型肝炎ウイルス抗体検査が開始され，ついで1999年10月にはNAT＊（nucleic acid amplification test，核酸増幅検査）が導入されました．これにより輸血後感染症の典型例である輸血後肝炎は激減しています チャート36．

＊NAT（nucleic acid amplification test：核酸増幅検査）
　基本的にはpolymerase chain reaction（PCR）という遺伝子増幅反応を用いた検査法です．HCVやHIVはRNAウイルスなのでDNA増幅検査ではなくNATとよばれています．
　日赤血液センターでは，1999年10月から献血のサンプルを対象に，HBV, HCV, HIVの遺伝子を増幅して，陽性のものは排除しています．2000年2月から2003年9月までの献血合格血液におけるNAT陽性率はHBVが1/5万，HCVが1/35万，HIVが1/286万と報告されています．もちろんこのNAT陽性血は供給されていません．
　2014年8月からサンプルは個別に検査されています．NATにより従来の抗体検査では陰性であってもウイルスが存在する状態（ウインドウピリオド）にある血液が供給される可能性が低くなりました．

Column

輸血の歴史④　抗凝固剤の発明

　1915年にR. Lewisohn, A.S.Hustin, R.Weilはそれぞれ独自にクエン酸ナトリウム（sodium citrate）を用いることによって，血液の凝固を防ぎ，血液を保存できることを発見して報告しました．これにより，血液銀行というシステム構築が可能となりました．その血液銀行は1932年に世界で初めてレニングラードに，1936年にはバルセロナに設立されました．そして，1936年B. Fantusはシカゴの病院でblood bankを始めました．しかし，当時の保存期間は数日であったとのことです．赤血球の生存を保つためのpHの調節やATPの作用についての知識はまだなかったからです．

血液製剤の自給率，献血者と血液供給量

血液製剤の自給率

原料血漿 95万L（2016年度）

輸血用血液製剤 （赤血球，血小板，血漿）	第Ⅷ因子製剤	免疫グロブリン	アルブミン
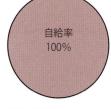	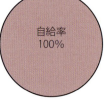	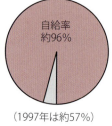	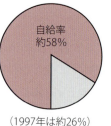
自給率 100%	自給率 100%	自給率 約96% （1997年は約57%）	自給率 約58% （1997年は約26%）

■：自給率

献血者
- 1997年　600万人
- 2000年　588万人
- 2008年　508万人（16～29歳の献血者減少）
- 2016年　483万人

血液製剤の種類と供給量（換算単位）

	2000年	2008年	2016年
全血	6.6万 単位	0.14万 単位 ↓↓	54 単位 ↓↓
赤血球製剤	575万 単位	607万 単位 ↗	642万 単位 ↑
血漿製剤	401万 単位	299万 単位 ↓	315万 単位 ↑
血小板製剤	798万 単位	810万 単位 ↑	909万 単位 ↑↑

血液製剤に関する記録の保管・管理

医療機関・薬局

輸血実施記録，血液製剤管理簿　20年間保存
（血液製剤の製品名，製造番号，投与日，患者氏名，住所）

日赤血液センター

献血者の献血・供給記録，検体保存　30年間保存
（参考：輸血同意書　2～5年間保存，患者検体保存　2年間）

Memo

現在，赤血球製剤，血小板製剤，新鮮凍結血漿は，国内のドナーの献血で充足しています チャート37 ．しかし，日本は未だに血漿分画製剤の輸入大国であり，世界から非難を受けています．また，1983～1986年の間の輸入凝固因子製剤により，国内の血友病患者の中にHIV感染が発生してしまいました．

2 "輸血の説明と同意"の必要性

　国内献血由来の血漿分画製剤の生産，遺伝子組換え技術による第Ⅷ因子製剤の発売，日本赤十字社による核酸増幅検査（NAT）の導入によるウインドウピリオド（3章-4，p72参照）の短縮により，献血血液の安全性は高まっています．しかしそれでも，感染症やアレルギーなどの副反応を全くなくすことはできていません．したがって，輸血を行う前には，このことを患者に説明して同意を書面で得ておかなければなりません．現在，輸血料は健康保険給付の対象ですが，「患者に対して輸血の必要性，危険性等について文書による説明を行った場合に算定する」とされています．これは，輸血前に説明を行わないと輸血料を算定できないしくみにして，保険給付の観点から説明と同意の取得を医療機関に浸透させようという意図があります．

　また，2003年7月に改正された薬事法でも，従来の血液製剤に加えて血漿分画製剤（特定生物由来製品＊）使用時にも同意を取るように努めることが明示されました．また，**医療機関の輸血記録の保管・管理期間も20年**という長さになりました チャート38 ．

＊**生物由来製品**

　生物由来製品とは厚生労働大臣が指定したヒトあるいは動物の細胞組織に由来する医薬品・医療器具で，平成14年の改正薬事法で規定されました．具体的にはヒト赤血球液，γ-グロブリン製剤，ワクチン，遺伝子組換えG-CSF，ヘパリンナトリウムなどです．また，**特定**生物由来製品は生物由来製品のなかでヒトの血液細胞，血漿，胎盤に由来するものです．

　これらの生物由来製品は未知の感染症を伝播する可能性が否定できないため，リスクについて説明した後，適正に使用しなければなりません．適正に使用した場合でも副反応が発生しているのも事実です．これに対応するため2004年4月から生物由来製品感染症等被害救済制度が創設されました．

Memo

チャート39 輸血に関する説明と同意書

説明内容	・輸血の必要性またはその可能性
	・輸血をしなかった場合の結果
	・輸血をした場合のリスク
	・輸血の代替療法としての自己血輸血
同意書	・文書で示し，同意を書面に残すこと
留意点	・質問する機会を与えること

チャート40 輸血療法に関する説明と同意（説明文）（血漿分画製剤を含む説明）

1. **輸血療法とはどのようなものかを説明します．**
   　輸血療法は，血液成分に由来しない薬剤では治療できない病状，つまり，1）酸素を組織に運ぶ赤血球の不足，2）血液を固めたり出血を止める血小板や凝固因子の不足，3）病原体に対抗したり循環を安定させる血漿蛋白の不足の場合等に，これらを補うために赤血球，血小板，凍結血漿を使用する治療法です．
   　また，血漿成分を精製した血漿分画製剤の使用も輸血療法に含まれます．

2. **輸血療法を必要とするあるいはその可能性がある（あなたの）病態・病状を説明します．**
   　『例　出血（外傷，臓器出血，ショックなど　具体的に説明），手術（術式，内容などが必要），貧血（より具体的に説明），血小板減少，凝固因子低下，循環血液量減少，髄液漏，その他（止血困難など）』

3. **輸血療法を行わない場合には重症になったり，生命に危険が生じる可能性があります．**
   　具体的には（ショック，心不全，出血，その他_____）です．

4. **今回（1週間ほどの間で一連の）使用予定輸血製剤名と量は以下のとおりです．**
   （1）同種血『実際には献血由来の他人血です．』
   　　　赤血球製剤_____単位（1単位はもとの血液量200mLに由来する製剤），血小板製剤_____単位，新鮮凍結血漿_____単位，その他の血液製剤_____
   （2）自己血_____mL　（3）血漿分画製剤：アルブミン_____mL，グロブリン製剤_____mL，凝固因子_____　（4）組織接着剤_____　（5）その他の血漿分画製剤_____

5. **輸血の副反応・合併症と現在とられている安全対策**
   　正しい輸血を行っても副反応や合併症の発生の危険性が全くないわけではありません．輸血の副反応には（1）感染症，（2）免疫学的反応，（3）アレルギー反応，（4）その他がありますが，それぞれについて予防措置をしていますので合わせて説明します．

   （1）**感染症**　輸血用血液製剤は，善意の献血によって支えられています．この献血について日本赤十字社血液センターでは，問診，生化学検査および成人T細胞白血病ウイルス抗体検査，梅毒反応検査，そして，B型肝炎ウイルス，C型肝炎ウイルス，HIV（エイズ）ウイルスの抗体と核酸増幅検査を行っています（血漿分画製剤は製造会社が同等の検査を行っています）．
   　　　核酸増幅検査法導入後の輸血後感染症の血液センターへの報告例（2008年当時）はB型肝炎：4例/日本全国（約120万人）の輸血/1年間，C型肝炎：0例/日本全国（約120万人）の輸血/1年間，HIV：0例/日本全国（約120万人）の輸血/1年間です．このように感染症に対する安全性は高まっています．
   　　　しかし，検査では検出できない病原体あるいは未知の病原体による感染症がごく稀に起こる可能性は否定できません．また，緊急の場合など核酸増幅検査が行われていない血小板製剤が使用されることがありますが，その場合は担当医から別に説明致します．

3 輸血に関する説明と同意の実際

実際に輸血療法における説明と同意に記載の必要な基本事項を チャート39 にまとめました．説明文と同意書は病院で統一された書類として準備されているところが多いのでこれを利用し診療録内に保存しましょう．参考として著者らの施設の説明文の例を示します チャート40 ．

説明するときは説明文を棒読みするのではなく，患者さんからの質問を受けながらわかりやすく話します．そして説明が終わってから，同意書にサインをしていただきます．

（2）**免疫学的反応** ごく稀に輸血血液中のリンパ球が患者さんの組織や骨髄を障害する致死的な免疫反応（輸血後GVHDといいます）が起こることが報告されています．当病院ではこれを予防するために，同種血（他人血）の赤血球製剤と血小板製剤に放射線照射を行っており，放射線照射製剤の輸血後GVHDの発生はありません．しかし，大量出血に対する緊急輸血では放射線照射が間に合わない場合もないとは言えません（その場合，担当医から別に説明致します）．
そのほか，輸血後GVHDは血縁者（HLA：白血球抗原が一部共通）からの輸血により発生頻度が高くなるため，当センターでは血縁者間の新鮮血の輸血は行っていません．

（3）**アレルギー反応** 発熱やじんま疹，アナフィラキシー（ショック反応を伴う激烈なアレルギー反応）は御本人のアレルギー素因，血液製剤中のアレルギーに関わる蛋白や白血球に原因があると言われていますが，原因を特定できない場合がほとんどです．軽症の場合がほとんどですが，場合によっては，輸血を中止したり，抗アレルギー剤やステロイド剤を投与することもあります．重症な場合には厳重な観察と集中治療をします．これらの反応が起きた患者さんには，以降の輸血では白血球除去フィルターや洗浄血液を使用するなどの対策をとることもあります．

（4）**その他** 血漿分画製剤は，製造会社において核酸検査等に合格した血液に対して，加熱処理やエタノール処理などのウイルスの不活化処理がなされており，最近ではB型肝炎，C型肝炎，HIVの感染報告はありません．ウシ血液成分を用いた血漿分画製剤の原材料となる牛はBSE非発生地域生産国由来のものです．

当病院ではこれらの副反応を避けるために厚生労働省のガイドラインにそった適正な血液製剤の使用に努めています．

6. **自己血輸血，他人血輸血の選択**
輸血には献血による他人血輸血以外に自分の血液を輸血する自己血輸血が選択できる場合があります．通常，自己血輸血は全身状態が良好で手術までに時間があり，貧血のない患者さんが行うことができます．緊急の場合や患者さんの状態によっては行えない場合があります．また，自己血輸血を実施する場合でも，予想以上の出血があった場合は，他人血を使用することがあります．

7. **輸血に関する検査**
安全な輸血を行うために輸血の前に，血液型，不規則抗体，交差適合試験などの検査が行われます．そのために患者さんから採血して，一部の血液は輸血検査のため（だけ）に保管されます．輸血を受けた後2〜3ヵ月後に感染症等の副反応がなかったかどうか，ウイルス抗体検査など必要な検査が受けられますのでお申し出ください．

8. **ご質問があればどうぞお尋ねください．**
よろしければ同意書の記入場所に説明を受けたものに○，受けていないものに×を記入して，署名押印して下さい．

チャート41 輸血に関する説明と同意書（診療録用）

ID _____

輸血に関する同意書（診療録用）

医師がこの同意書で説明したものに○，していないものに×
☐ 輸血（赤血球，血小板，血漿）
☐ 血漿分画製剤使用

医○大学○○医療センター
説明医師_____ _____科

1. 私の治療に輸血が必要か，または，その可能性があることの説明を受けました．
   ＊必要になる理由・状況「出血，手術，貧血，血小板減少，凝固因子低下，循環血漿量低下，止血困難，髄液漏，その他_____」

2. 輸血を受けなかった場合，重篤な病態あるいは合併症が起こる危険性があることの説明を受けました．

3. 予想される使用血液製剤の種類と量（医師が具体的に記載する）の説明を受けました．

   | 赤血球製剤 | 単位．血小板製剤 | 単位． |
   | 新鮮凍結血漿 | 単位．自己血　mL．アルブミン製剤　mL． |
   | グロブリン製剤　mL．組織接着剤　凝固因子製剤　その他 |

4. 血液製剤の安全性は「ウイルス核酸増幅検査法」の導入により向上していますが，輸血による感染症（ウイルス肝炎，エイズ）の危険性が全くないとは言えないこと．放射線照射を行っても赤血球製剤・血小板製剤の免疫学的副反応であるGVHDの危険性が全くないとは言えないこと．免疫学的副反応の溶血反応やじんま疹や発熱などのアレルギー反応が起こる可能性があることの説明を受けました．

5. 輸血には献血を用いる他人血輸血のほかに，自分の血液を用いる自己血輸血が選択できる場合があること．自己血輸血は緊急手術の場合や全身状態によっては行えないこと．自己血が不足すれば他人血を併用する場合があることの説明を受けました．

6. 他人血輸血の2〜3ヵ月後にウイルス検査などの必要な検査を受けられることの説明を受けました．

7. 輸血前に，必要に応じて血液型，不規則抗体，交差適合試験，感染症検査などの血液検査を受けなければならないことの説明を受けました．

説明を受けた方は下枠内の☐に説明を受けたものに○，受けていないものに×をつけて下さい

私は，☐ 赤血球，血小板，血漿の輸血，☐ 血漿分画製剤について説明を受け，理解しましたので輸血治療実施に同意します．

医○大学○○医療センター長　宛
年　　月　　日

患者様御氏名_____印
代理人様　御氏名_____印（患者様との関係）

説明文は長いため，筆者の施設では**同意書に説明文の要旨も記載しておいて，患者さんが再確認しながらサインできるようにしています** チャート41．

なお，意識が清明でない患者さんや説明が理解できない患者さんの場合には親族や保護者に説明をして同意を得ます．ただし，救命救急センターでの緊急輸血の場合などでは，後の説明でもよいと考えられます．

同意書は一連の輸血療法ごとに1回必要です．例えば交通外傷で救命救急センターに入院して輸血行う時に1回，その後，整形外科に転科して手術の説明を行う場合などではさらにもう1回必要になります．血液疾患で長期入院中の繰り返し輸血の場合には保険請求の観点から1月1回の同意書が必要と思われます．しかし，"**同意書をとる**"ことが重要ではなくて，**輸血の必要性，リスク，代替療法などについて"説明して納得してもらうこと"**が重要なのです．結果として同意書が残りこれが保管されることになるわけです．

なお，輸血を望まない患者さんについては研修医や看護師がその場で判断するのではなく，責任者に報告し，指示を受けてから対応して下さい．

Column

インフォームドコンセント時の患者さんからの質問

輸血の同意をとる前に「質問はありませんか」と尋ねることを心掛けましょう．われわれの経験上多く受けた質問と答えの例を参考までに示しておきます．

- Q1　私の献血手帳は使えませんか？
- A1　今はそのような制度はありません．必要に応じて日赤血液センターから供給されます．

- Q2　他人血ではなく，家族の血液を使いたいのですが，可能ですか？
- A2　日赤血液センターと同じ検査をすぐに行うことはできません．また，輸血後GVHDのリスクが高くなるので，一般に血縁の方の血液は使いません．

- Q3　自己血はどのような人が選択できますか？
- A3　全身状態が良好な待機手術を受ける方が対象です．

- Q4　報道では毎日のように輸血感染症が起きているようですが…．
- A4　最近は検査が十分行われており，輸血後感染症は1/10万以下の頻度と報告されています．

第3章 輸血における問題点の認識

2 血液製剤の安全性の確保

チャート42 血液事業における安全性の確保のための対策

1. **血液製剤の安全性の確保**
   輸血感染症対策（問診・検査），輸血後GVHD予防策，白血球除去等

2. **国内自給**
   献血推進，献血者の保護，自己血輸血ガイドライン，
   適正使用ガイドライン

3. **適正・安全な輸血（法整備）**
   インフォームド・コンセント，適切な検査と輸血の実施

4. **輸血の評価**
   遡及調査，副反応調査・報告，輸血前後の感染症検査（病院側）

チャート43 血液の供給と遡及調査・副反応報告の概略

● 実践のためのポイント

- 血液製剤の安全性の確保のひとつとして、献血者への問診は、簡単でありながら最も重要です
- NAT、放射線照射、白血球除去などの対策が進んでいます

チャート44　献血者問診

1. **本日の体調**
2. **既往歴**
   ① この3日間の注射、服薬、歯科治療（歯石除去含む）
   ② マラリア、梅毒、肝臓病、乾癬、心臓病、脳卒中、血液疾患、癌、けいれん、腎臓病、糖尿病、結核、ぜんそく、アレルギー疾患、外傷・手術
   ③ 輸血歴[a]、角膜移植[a]、硬膜移植[a]、臓器移植歴、ヒト由来成長ホルモン注射歴[a]
3. **現病歴**
   ① 3週間以内：はしか、麻疹、ムンプス（おたふく風邪）、帯状疱疹、水痘
   ② 1ヵ月以内：発熱を伴う食中毒様の下痢[b]
   ③ 6ヵ月以内：伝染性単核症（EBV感染）
   ④ 肝炎ウイルスキャリアか否か
4. **家族歴**
   ① 1ヵ月以内（家族に）A型肝炎、伝染性紅斑（ヒトパルボウイルス感染）
   ② （血縁者に）クロイツフェルト・ヤコブ病[a]および類縁疾患[a]
5. **その他**
   ① 海外旅行・居住（英国など一定長期間）[a]
   ② 女性：妊娠、授乳中、（6ヵ月以内）出産・流産
   ③ エイズ検査目的かあるいはHIV陽性か
   ④ 1年以内ピアス、刺青、注射針刺し（事故）
   ⑤ 麻薬・覚醒剤注射
   ⑥ 性的接触（不特定、男性同性、キャリア）

第3章　輸血における問題点の認識

　血液事業において直接的な血液製剤の安全性の確保策 チャート42 として重要なものはすでに前項（3章-1）で述べてあるNATなどの検査です。それ以外に献血者に対する問診も血液事業の入り口での大切な対策です。一方、輸血後の調査検討も有用です。これらは輸血の評価と副反応の把握、遡及調査（ルックバック）です。前者は血液事業者が行い、後者は医療関係者も関与します チャート43 。

　献血時に行っている問診 チャート44 は、主に感染症の恐れのある献血者の除外を目的としています。具体的には針を介した肝炎感染者の排除、検査目的の献血者の排除、最近ではBSE[c]発生国の居住者の排除、西ナイルウイルス感染症の排除のための献血非適格時期の設定、エルシニア菌エンドトキシン混入血の排除[b]などで、問診項目は増え続けています。問診には献血者の保護の意味もあります（献血可能な条件については8章「献血とアフェレーシス」参照）。

[a] 変異型クロイツフェルト・ヤコブ病の感染予防のための問診項目
[b] 下痢症状の有無などを問診。エルシニア感染症を排除するため。
[c] BSE：bovine spongiform encephalopathy（ウシ海綿状脳症）

3章-2　血液製剤の安全性の確保　69

第3章 輸血における問題点の認識

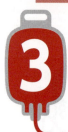

3 安全対策の実際

チャート45 献血時の検査

▶輸血副反応防止とドナー保護の意味を持つ検査

1. 血液型検査
　　ABO血液型，Rh血液型，不規則抗体スクリーニング

2. 感染症関連検査
　　梅毒血清学的検査，HBs抗原，HBc抗体，HTLV-Ⅰ抗体，HIV抗体，HCV抗体，パルボウイルス，HCV，HBV，HIV核酸増幅検査（NAT）

3. 生化学検査

4. 血球計数検査

チャート46 遡及調査典型例

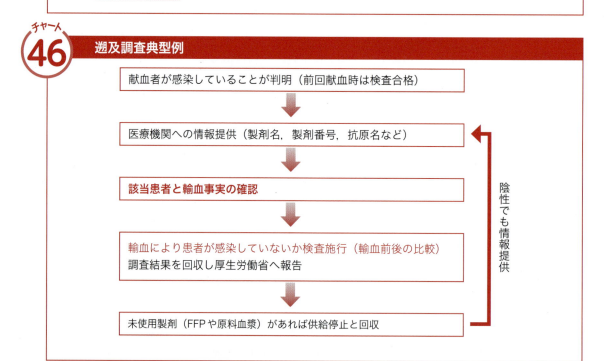

●実践のためのポイント
- 安全対策には輸血を受ける側への対策以外にドナー保護という意味もあります
- 遡及調査は連鎖的な副反応を減らすために有効です
- 医療施設は輸血前後の感染症の検査を行います

解説

1 献血時検査による安全対策

　問診で合格した後の献血前検査は比重またはヘモグロビン値と血液型のオモテ検査のみです．献血した後，その一部を使って各地の日赤血液センターで詳しい検査が行われます チャート45．なお，NAT（核酸増幅検査，p61）は20（人分の）サンプルをひとまとめにしてHIV，HCV，HBVについて国内3カ所の日本赤十字社検査センターで行っています．その他，パルボウイルスやサイトメガロウイルスに関する検査も進められています．細菌検査に関しては一部抜き取り検査を行って，感染予防に配慮しているとのことです．輸血による細菌感染，細菌内毒素（エンドトキシン）産生を防ぐ手立てとして，採血時に，はじめの20mL程度を別の小さな血液バッグにとり置く方法や，保存前に白血球をフィルターで取り除く方法がすでに実施されています．なお，献血とアフェレーシスが実際どのように行われているかについては，8章に詳しく書いてありますので参考にしてください．

2 遡及調査

　輸血後の副反応については，日赤血液センターは知ることができないので，将来的な輸血の安全性の確保のためにも主治医は副反応を報告しなければなりません．ただし，献血者の次回献血時の異常検査結果と献血者が献血後に何か病気になった場合には，日赤が中心になって調査をして抗原の有無などを主治医に報告します．感染症検査が前回陰性でも次回の献血の時に陽性となった場合，ウインドウピリオド（3章-4，チャート47 参照）の時に献血した可能性を否定できないからです．これをルール化して2003年から厚生労働省と日赤は**遡及調査** チャート46 を開始しました．医療機関においても日赤から情報提供を受けた場合，該当する血液製剤の輸血を受けた患者さんの感染症の有無を確認することになりました．したがって，医療機関では輸血前後に感染症の検査ができるように①**輸血前の血清を凍結保存**しておくこと，②**輸血後2～3ヵ月後に感染症の検査**を行うことになりました．

第3章 輸血における問題点の認識

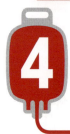

4 ウインドウピリオド

ウインドウピリオド

定義 検査で検出できないウイルス感染初期

NATによる短縮

ウイルス	抗体検査（最短〜最長期間）のウインドウピリオド	NATのウインドウピリオド	理論的排除頻度（抗体検査 → NAT）
HIV	約22日間（6〜38）	約11日	約1/350万本 → 約1/240万本
HCV	約82日間（54〜192）	約23日	約1/50万本 → 約1/27万本
HBV	約59日間（37〜87）	約34日	約1/20万本 → 約1/5万本
HTLV-I	約51日間（36〜72）	行っていない	

Memo

● **実践のためのポイント**
- B型肝炎のウインドウピリオドは約34日, C型肝炎は約23日
- この間に献血された血液から感染症が起こる可能性があります

解説

　生体が病原体に感染すると免疫反応が起こり, 特異的な抗体が産生されます. この抗体を検査することによって, 生体内に病原体が存在したかどうか, あるいは抗体の種類によっては現在も存在するかどうかを知ることができます. ところが, この抗体が検出できる量に達するまでには, 一定の期間が必要です. 抗体が検出できるまでの間にも病原体は生体内で増殖しています. このような"**病原体を検査で検出できない感染初期**"をウインドウピリオドといいます.

　チャート47 に示すように, HCVには約82日間のウインドウピリオドが存在し, この間に献血された血液を輸血した場合, 輸血後肝炎を発症する可能性があります. この期間を短くするため (感染血を排除するため) 抗体による検査に加えて核酸増幅検査 (NAT) が導入されました. この方法は病原体 (現在はHIV, HCV, HBV, パルボウイルスの4ウイルス) の核酸 (DNAまたはRNA) を直接増幅することによって検出するものです. ウインドウピリオドを0にすることはできませんが, HCVでは約60日間も短縮することができるようになりました. これによって, 理論上, HCVのウインドウピリオドにあった血液の半数は排除できるようになりました.

Column

検査目的献血の防止

　献血は善意のドナーによる無償の行為のはずですが, 西欧諸国と比較して献血者のHIV抗体陽性率がHIVの流行規模に比して高いといった問題を厚生労働省が指摘しています (注: 当然検査で陽性の製剤は供給されていません). これは, 献血により感染の有無を確認しようとする者の存在を示しています. 感染症の疑いを (献血者) 自分自身が持った場合には, (検査のための) 献血を行ってはいけません. この対策として, 問診の強化や匿名での献血の禁止などが進められています. 皆さんも献血の問診医を行う時があるかもしれません. 適正な問診を心掛けましょう (チャート44 参照).

第3章 輸血における問題点の認識

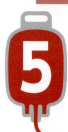

5 輸血感染症

チャート48 A型肝炎

- 輸血による感染はきわめて稀
- **経口感染**

チャート49 B型肝炎

- 献血検査でHBs抗原，HBc抗体をスクリーニング，NAT導入済み
- 輸血後感染は年間数例程度の報告（p34，チャート13 参照）
- 劇症肝炎例がある（C型，薬剤性，A型よりなりやすい）

感染原因
 a) 母子間の垂直感染：経産道感染，ワクチン・グロブリン製剤で予防
 b) 夫婦間の水平感染
 c) その他の水平感染：静脈注射，医療行為，観血的な民間療法など

予防 B型肝炎ワクチン：3回の接種でHBs抗体の陽転率は95%以上
 対象：a) HBe抗原陽性妊婦からの出生児
  γ-グロブリン製剤の投与もあわせて行う
  b) HBe抗原陽性キャリアの家族（特に乳幼児，配偶者）
  c) HBe抗原陽性血汚染事故時の被汚染者
  γ-グロブリン製剤の投与もあわせて行う

Column

輸血後肝炎の診断基準

　輸血後肝炎とは輸血によるウイルス性肝炎のことです．サイトメガロウイルスなどでも肝障害をきたしますが，一般には輸血後に発症した急性のB型肝炎，C型肝炎とE型肝炎を指します．
　1996年の厚生省研究班による輸血後肝炎の診断基準は「輸血後2週間以降6ヵ月間にS-ALTが100IU/L以上で2週間以上持続」となっています．
　2016年の推定輸血患者数120万人のうち輸血後肝炎が確認されたのは4例（HBV1例，HEV3例）で，1989年以降導入された献血に対する肝炎抗体検査や2000年から導入されたNAT（核酸増幅検査）により（3章-1，p61参照），現在では輸血後肝炎は非常に少なくなっています．2004年4月から輸血後感染症などに対する血液製剤等感染被害救済制度も始まりました．

● **実践のためのポイント**

- 2016年の輸血後肝炎感染の報告は全国で4例（B型肝炎1例・E型肝炎3例）であり，その他の原因（水平感染など）による感染届出患者数（年間165〜510例）と比較すると少ないことを理解しましょう

解説

1 A型肝炎（HAV） チャート48

輸血による感染はきわめて稀です．主に経口感染します．ウイルスが血中に出現している時期は短く，その時期は肝機能障害や黄疸症状が強く献血ができない状態のため，輸血による感染はないものと思われます．

2 B型肝炎（HBV） チャート49

献血検査ではまずHBs抗原，HBc抗体をスクリーニングします．さらにスクリーニングをパスした検体は個別にNATを行っています．献血サンプルにおけるNAT陽性率は，1.74/10万でありすべて排除されています．2016年の報告では1例/約120万（推定年間輸血症例数）が輸血により急性B型肝炎を発症したと特定されたとのことです．一般に感染後は急性肝炎の経過をとりますが，劇症肝炎になる可能性もあります．

A) 感染原因

① **母子間の垂直感染**：経産道感染（キャリアになる）．ワクチン・グロブリン製剤で予防．

② **夫婦間の水平感染**：夫から妻が多い．

③ **その他の水平感染**：静脈注射，医療行為，観血的な民間療法など．

B) 予防

B型肝炎ワクチンが有効です．3回の接種でHBs抗体の陽転率は95％以上です．対象は，① HBe抗原陽性妊婦からの出生児（健保適応）．γ－グロブリン製剤の投与もあわせて行います．② HBe抗原陽性キャリアの家族（特に乳幼児，配偶者），③ HBe抗原陽性血汚染事故時の被汚染者（γ－グロブリン製剤の投与もあわせて行う場合もあります），④なお，医療従事者はワクチンを受けておいたほうがよいでしょう．

チャート50 C型肝炎

- RNA ウイルス，感染後慢性化する例が多い
- 1991年12月からHCV抗体（第2世代）検査開始，1999年からNAT導入
- 輸血後C型肝炎（0.1％以下）
- 献血者の陽性率：約1％

感染原因
a) 輸血：従来の非A非B輸血後肝炎の90％以上
b) 母子間の垂直感染：少ない
c) 夫婦間の水平感染：少ない
d) その他：静脈注射，医療行為，観血的な民間療法など

チャート51 HIV感染症

- レトロウイルス
- CD4陽性Tリンパ球に特異的に感染
- NAT導入済み

感染原因
a) 母子間の垂直感染：子宮内感染　約30％
b) 異性間の水平感染・同性間の水平感染
c) その他の水平感染
　　輸血，非加熱血液製剤（第Ⅷ因子製剤，第Ⅸ因子製剤など），静脈注射など

輸血によるHIV感染
a) 日本では献血検査の段階で10万人に2.0人陽性（2016年）
b) HIV抗体検査施行後の感染の報告は4例

Memo

3 C型肝炎（HCV） チャート50

A) 特徴

HAV，HBVと異なりRNAウイルスです．感染後は慢性化する傾向にあります．献血検査ではHCVの抗体でスクリーニングを行っています（さらにNATを行っています）．献血者の陽性率は約1％といわれています．治療剤の登場により今後減少すると予想されています．

B) 感染原因

① 母子間の垂直感染は少ない．② 夫婦間の水平感染も少ない．③ 現在では輸血による感染は減っています〔2016年の報告では0例/約120万（推定年間輸血症例数）〕，④ ② 以外の水平感染（静脈注射，医療行為，観血的な民間療法など）が主な原因です．献血サンプルのNAT陽性率は0.35/10万であったと報告されています．

4 HIV（ヒト免疫不全ウイルス）感染症 チャート51

A) 特徴

レトロウイルスに属するRNAウイルス．

B) 感染原因

感染源は血液・精液・膣分泌液といわれています．

感染経路は，① 母子間の垂直感染：子宮内感染が約30％，② 異性間の水平感染・同性間の水平感染，③ その他の水平感染：輸血，非加熱血液製剤（第Ⅷ因子製剤，第Ⅸ因子製剤など），静脈注射など．

C) 輸血によるHIV感染

日本では抗体検査の段階で10万人に2.0人陽性（2016年）．問診だけではハイリスクグループの献血を排除できません．HIV抗体検査施行後2例の感染報告があります．NAT導入後にも1例ありました．献血サンプルのNAT陽性率は0.03/10万であったと報告されています．

HTLV-Ⅰ感染症

- ATL（adult T cell leukemia）の原因となるレトロウイルス
- CD4陽性Tリンパ球の白血病．核に切れ込みがあり分葉傾向を示す
- T細胞の浸潤による紅斑・丘疹・結節などの皮膚病変，肝・脾腫，リンパ節腫大，破骨細胞の増生による高Ca血症，免疫不全状態になる
- HAM（HTLV-Ⅰ associated myelopathy）：HTLV-Ⅰの感染によって生じる神経疾患

感染経路
a) 母子間の垂直感染（母乳）
b) 夫婦間の水平感染
c) 輸血：1986年11月からのHTLV-Ⅰの抗体スクリーニングによって輸血による感染は確認されていない

HEV・梅毒・マラリア・その他

HEV E型肝炎．病態はA型肝炎に類似．シカ・イノシシの生肉から経口感染し，感染者の血液からも感染する．慢性化やキャリア化はない

梅毒 STS（serological test for syphilis，梅毒血清反応），TPHA（treponema pallidum hemagglutination）の二法で検査し，陰性血を供給

マラリア 日赤献血基準：流行地からの帰国者で感染が疑わしい場合は3年間は採血しない．供血者の自己申告による

その他 BSE発生地域に居住の場合，西ナイルウイルス発生地域からの帰国者の献血制限など

Memo

5 HTLV-Ⅰ（ヒトTリンパ球向性ウイルスⅠ型）感染症 チャート52

A) 特徴

ATL（adult T cell leukemia, 成人T細胞白血病）の原因となるレトロウイルス．

CD4陽性Tリンパ球の白血病．核に切れ込みがあり分葉傾向を示します．T細胞の浸潤による紅斑・丘疹・結節などの皮膚病変，肝・脾腫，リンパ節腫大，破骨細胞の増生による高カルシウム血症，免疫不全状態になります．HAM（HTLV-Ⅰ associated myelopathy）は孤発性かつ成人発症の痙性脊髄麻痺，下肢に強い対称性の痙縮，腱反射亢進と病的反射など特徴的な症状を示します．

B) 感染原因

① 母子間の垂直感染（母乳），② 夫婦間の水平感染（夫から妻への感染が多い），③ 輸血：1986年11月からのHTLV-Ⅰの抗体スクリーニングによって輸血による感染はありません．もし，陽性血が輸血されてもATLの発症はほとんどありませんが，HAMの原因になる可能性はあります．

6 HEV（E型肝炎） チャート53

A型肝炎に似た病態を示します．慢性化やキャリア化することはないといわれていますが，劇症肝炎例も報告されています．シカやイノシシの生肉を食べることにより経口感染する肝炎です．また，感染者の血液を介しての感染も認められます．2016年は輸血により3例の感染者がありました．陽性者が多いとされる北海道に地域を限定したNAT等の対策が試験的に行われています．

7 梅毒[d] チャート53

● 輸血梅毒

輸血後平均9週くらいで全身皮疹・微熱・頭痛・関節痛・嗄声・脱毛・リンパ節腫脹などの第2期症状が現れます．

献血血液の検査は，STS[e]，TPHA[f]の二法で検査し，陰性血が供給されています．

二法とも抗原検出検査ではないため，感染後間もない病原体の多い危険な献血者を検出できず，感染後時間が経過して

[d] この5年間に国内で輸血による感染の報告はありません

[e] STS：serological test for syphilis（梅毒血清反応）

[f] TPHA：treponema pallidum hemagglutination

抗体を産生している献血者のみが梅毒患者として除外されています．梅毒感染源として危険なのは実際はSTS陰性者です．4℃，72時間保存により梅毒は不活化されるので，**梅毒感染の可能性のある血液は血小板製剤，新鮮血に限定されます．**

8 マラリア[g] チャート53

● 3日熱，4日熱，熱帯熱，円形マラリア，マラリア原虫

保存血中で少なくとも1週間は生存し（不活化されない），凍結血液中でも生きています．感染血液は少量でも感染します．日赤献血基準では流行地からの帰国者で感染が疑わしい場合は3年間採血しないことになっています．これは供血者の自己申告（問診への回答）によります．

マラリア以外の原虫症として，シャーガス病（サシガメ虫によって媒介），アフリカトリパノソーマ症（ツェツェバエによって媒介），バベシア症（ダニの媒介によりヒトの赤血球に寄生）が血液を介する疾患として知られています．

9 その他

以前から日本では海外帰国日から4週間以内の献血はできないことになっていました．これは熱帯あるいは発展途上国で特定の感染症が流行している地域からの帰国を想定したものでした．しかし，1996年頃から英国では変異型クロイツフェルト・ヤコブ病*が発生して，輸血によるプリオン伝播も否定できない状況になりました．そこで，日本では特定の期間に英国などに居住した人の献血を禁じるようになりました．現在居住期間は緩和されていますが，指定されている国と地域は30以上にものぼります．2002年には米国で西ナイルウイルス熱*の流行から輸血感染症が起こりました．さらに2009年にはパンデミック型インフルエンザが流行して，献血者数減少が心配される事態となりました．

[g] この5年間に国内で輸血による感染の報告はありません

> *変異型クロイツフェルト・ヤコブ病（vCJD）
> 英国を中心に1995～96年頃から急増してきた脳変性疾患で，年間数例から20例強の発症例が（英国では）報告されています．牛海綿状脳症（bovine spongiform encephalopathy：BSE）に罹患した牛の危険部位を食用とするか，あるいは流行地域に居住することにより種を超えて伝播するといわれています．病原体は異常プリオンとよばれるウイルスではない異常タンパクであり，伝播から発症までの期間は長く8年間との報告もあります．また，英国では輸血による伝播の可能性も報告されています．

> *西ナイルウイルス熱
> 蚊によって媒介される重篤な熱病で，もともとアフリカ（現）ウガンダ西ナイル地域で発見されたウイルスです．1999年に米国に上陸，2002年には南部の州を中心に流行が拡大し，死亡者もでました．予想外の流行拡大のため血液製剤にも混入し，輸血を介した感染例も米国では確認されています．日本でも感染者が報告されていますが，輸血による感染例はありません．

第4章

血液製剤の使用基準

1 赤血球製剤の使用指針 ……………………………… 82
2 新鮮凍結血漿（FFP）の使用指針 ………………… 84
3 アルブミン製剤等の使用指針 ……………………… 88
4 血小板製剤の使用指針 ……………………………… 92
5 血漿分画製剤の適応（アルブミン以外）………… 96

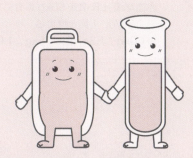

第4章 血液製剤の使用基準

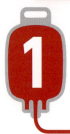

1 赤血球製剤の使用指針

チャート54 赤血球製剤とその使用指針

1. 赤血球液（略称：RBC-LR）
2～6℃で保存．21日間以内の使用．
全血を遠心して血漿を分離したもの．
赤血球製剤の大部分が本製剤である．
製品名：赤血球液-LR「日赤」（LR-1は約140mL，LR-2は約280mL）

2. 洗浄赤血球
洗浄後48時間以内に使用する．
血漿成分に対するアレルギー，炎症性サイトカインによる副反応を予防する．
過去に蕁麻疹，アナフィラキシーショックなどの副反応があった患者，
発作性夜間血色素尿症，IgA欠損症などの患者に使用する．
濃厚赤血球を3回洗浄することにより血漿は1/100に減少．
製品名：洗浄赤血球-LR「日赤」（LR-1は200mL，LR-2は400mL由来）

3. 解凍赤血球
院内調整製剤（自己血）と解凍赤血球-LR「日赤」がある．
院内調整では凍害保護液を加えて，−60℃以下で凍結保存する．
使用時は解凍して凍害保護液を除く．日赤の製剤はこの状態で供給される．
稀な血液型血液の保存．
大量の輸血が必要とされる自己血輸血．

4. 合成血
O型赤血球とAB型血漿の組合せ．

5. 全血製剤
現代の輸血は「成分輸血」であり，ほとんど使われていない．

チャート55 予想上昇Hb値（簡易法）

赤血球液-LR-2を50kg患者に投与
→1.5g/dL上昇と憶える
→60kg：1.3g/dL，75kg：1.0g/dL上昇

●**実践のためのポイント**

- 出血量の50％（成人で2,000mL）程度までは赤血球液（＋膠質液）で対処します
- 全血は現在ほとんど使われていません
- LRは白血球除去済の製剤を意味します

解　説

1 赤血球製剤の使用指針

（1）術中輸血では出血量の50％（成人で2,000mL）程度までは赤血球液（＋膠質液）で対処します．

（2）400mL由来赤血球液（LR-2）の投与によって改善されるHb値は，

☞　予想上昇Hb値（g/dL）＝
　　　　投与Hb量（g）÷循環血液量（dL）

と計算されるので，これを輸血の評価に用います．

☞　400mL由来赤血球液1バッグのHbは56～60g，循環血液量は70mL/kg

　実際の計算例は5章の血液内科症例問題（p104）に記しました．
　上記の計算式に50kgの体重に赤血球液-LR-2を輸血した場合をあてはめると約1.5g/dLのHb値上昇と計算されます．相対的に60kgでは約1.3g/dL，70kgでは約1.1g/dL，75kgでは約1.0g/dL上昇となります．

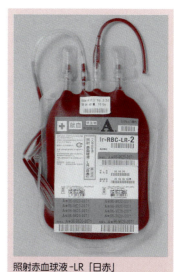

照射赤血球液-LR「日赤」
（400mL由来）
日本赤十字社のホームページ（製品情報：http://www.jrc.or.jp/mr/product/list/）より転載

Memo

第4章 血液製剤の使用基準

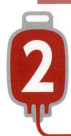

2 新鮮凍結血漿（FFP）の使用指針

新鮮凍結血漿（FFP）の使用指針

- 新鮮凍結血漿（fresh frozen plasma：FFP）
  - 血漿を採血後6～8時間以内に−20℃以下で凍結
  - 有効期間は採血後−20℃以下の凍結保存で1年間
  - 30～37℃で解凍後3時間以内に使用する

1. 目的 複数の凝固因子の欠乏による出血傾向の是正

2. 適応
1. トリガー値：PT-INR 2.0以上，APTT基準の上限の2倍または25％以下，フィブリノゲン値150mg/dL以下
2. 病態
   ①複合型凝固障害（肝障害，L-アスパラギナーゼ投与関連，DIC，大量輸血時）
   ②濃縮製剤のない凝固因子欠乏症
   ③クマリン系薬剤（ワルファリンなど）効果の緊急補正
   ④血漿因子の補充（血栓性血小板減少性紫斑病，溶血性尿毒症症候群）

3. 製品名 新鮮凍結血漿-LR「日赤」
（FFP-LR120　120mL
　FFP-LR240　240mL
　FFP-LR480　480mL）

Memo

● 実践のためのポイント

- 新鮮凍結血漿の適応は（一部の症例を除き）凝固因子の補充に限ります

解 説

(1) FFPは他に安全で効果的な血漿分画製剤あるいは代替医薬品がない場合に，凝固因子の補充を目的に投与します．
(2) 投与前にPT（プロトロンビン時間），APTT（活性化部分トロンボプラスチン時間）およびフィブリノゲン値を測定することを原則とします．

1 適応

A) トリガー値

投与開始のひきがねとなる値は，PT-INR 2.0以上，APTT基準の上限の2倍または25％以下，フィブリノゲン値150mg/dL以下です．

B) 適応となる病態

(1) 複合型凝固障害：肝障害，L-アスパラギナーゼ（抗がん剤の一種）投与関連，播種性血管内凝固：DIC，大量輸血時
(2) 濃縮製剤のない凝固因子欠乏症：第Vあるいは第XI血液凝固因子欠乏症など
(3) クマリン系薬剤（ワルファリンなど）効果の緊急補正の場合
(4) 血漿因子の補充（血栓性血小板減少性紫斑病：TTP，溶血性尿毒症症候群：HUS），血漿交換で使用

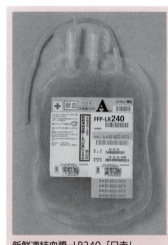

新鮮凍結血漿-LR240「日赤」
日本赤十字社のホームページ（製品情報：http://www.jrc.or.jp/mr/product/list/）より転載

Memo

FFPの投与量

投与量
- 生理的な止血効果を期待するための凝固因子の最小血中活性値は，正常値の20〜30%である
- 凝固因子活性を20〜30％上げるには，体重60kgの患者では，FFPの投与量は480〜720mL

FFPの不適切使用例

不適切な使用
1) 循環血漿量減少の改善と補充
2) タンパク質源としての栄養補給
3) 創傷治癒の促進
4) その他：重症感染症の治療，DICを伴わない熱傷の治療，人工心肺使用時の出血予防，非代償性肝硬変での出血予防

Memo

2 投与量，評価 チャート57

(1) 生理的な止血効果を期待するための凝固因子の最小血中活性値は正常の20〜30％です．
(2) 投与の必要性を明確に把握し，量を計算します．投与後の臨床所見，データを評価し，副反応の有無を記載します．
循環血漿量を40mL/kg［70mL/kg×（1-Hct/100）］とした場合，凝固因子の血中レベルを20〜30％上げるのに必要なFFPは8〜12mL/kg，体重60kgでは480〜720mLと計算されます．

3 不適切な使用 チャート58

(1) 循環血漿量減少の改善と補充（→ この場合人工膠質液あるいは等張アルブミン製剤の適応です）．
(2) タンパク質源としての栄養補給（→ 中心静脈栄養や経腸栄養法が適応）．
(3) 創傷治癒が促進されるという医学的根拠はありません．
(4) 重症感染症の治療では適応はありません．
(5) DICを伴わない熱傷の治療では適応はありません．
(6) 人工心肺使用時の出血予防に適応はありません．
(7) 非代償性肝硬変での出血予防の適応はありません．

4 投与時の注意点

感染の伝播，クエン酸中毒[a]，ナトリウム負荷，アレルギー反応です．

[a] 血液製剤には凝固防止のためにクエン酸が加えられています（p61, コラム参照）

Column

血液製剤の値段

- 照射赤血球液LR-2：　　　　　　　17,726円
- 新鮮凍結血漿LR240：　　　　　　 17,912円
- 照射濃厚血小板LR-15：　　　　　119,800円
- 人アルブミン25%静注50mL：　　5,000円程度

これが代表的な血液製剤の薬価です（平成29年）．輸血用血液製剤にはもちろん薬価差益は存在しません．血液が善意のドナーから提供された限りある"細胞"であることも考え合わせると，この高価な生物製剤を無駄にはできません．血小板製剤を病棟に置き忘れて有効期限が切れたり，赤血球製剤を冷凍庫で凍結してしまったり，融解した新鮮凍結血漿を放置したりするようなミスは絶対に避けなければなりません．一方，血液製剤を余らせないためにと，必要のない輸血をすることはたとえ自己血輸血であっても許されません．

第4章 血液製剤の使用基準

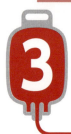

3 アルブミン製剤等の使用指針

アルブミン製剤の製法と種類

1. 製法
- 多人数分の血漿をプール，冷エタノール法
- 60℃，10時間以上の加熱処理

2. 製剤の種類

ヒト血清アルブミン	
含有タンパク質の96%以上がアルブミン	高張　20%, 25%溶液 [目的：膠質浸透圧の改善]
	等張　5%溶液　　 [目的：循環血漿量の是正]

加熱ヒト血漿タンパク (plasma protein fraction : PPF)
アルブミン濃度が4.4w/v %以上で含有総タンパク質の80%以上がアルブミンである製剤（一部のグロブリンを含む）
　　　　　　　　　　　　　　　　　等張 [目的：循環血漿量の是正]

3. 一般名
- アルブミン20%静注　　（4g/20mL / 10g/50mL）
- アルブミン25%静注　　（12.5g/50mL）
- アルブミン5%静注　　　（5g/100mL / 12.5g/250mL）
- 加熱人血漿蛋白4.4%静注（4.4g/100mL / 11g/250mL）

Memo

● **実践のためのポイント**

- アルブミン製剤は，① 血漿膠質浸透圧を維持し，循環血漿量を確保する目的と，② 組織間液を血管内に移行させ，重度の浮腫を治療する目的で使われます

解説

1 適応

アルブミン製剤の製法と種類をチャート59に示しました．次に適応チャート60を示します．アルブミンは膠質浸透圧の改善（高張アルブミン製剤），循環血漿量の是正〔等張アルブミン製剤あるいは加熱ヒト血漿タンパク（PPF）〕を目的に使います．

A）出血性ショック[b]

循環血液量の50％以上の出血が疑われる場合，血清アルブミン濃度が3.0g/dL未満の場合，腎機能障害で人工膠質液が不適切な場合または同液を1L以上必要とする場合は等張アルブミン製剤併用を考慮します．

B）人工心肺を使用する心臓手術

血清アルブミン濃度または膠質浸透圧の高度な低下あるいは体重10kg未満の場合には等張アルブミン製剤が用いられることがあります．

C）難治性腹水を伴う肝硬変あるいは大量の腹水穿刺時

高張アルブミン製剤を必要とする場合があります．

D）難治性の浮腫，肺水腫を伴うネフローゼ症候群

急性かつ末梢性浮腫あるいは肺水腫に対して利尿剤に加えて短期間に高張アルブミン製剤を必要とする場合があります．

E）血行動態が不安定な血液透析時

特に糖尿病合併，術後など低アルブミン血症がある場合に使用する場合があります．

F）凝固因子を必要としない治療的血漿交換療法

ギランバレー症候群，急性重症筋無力症では置換液に新鮮凍結血漿よりも等張アルブミン製剤を使用します．

G）重症熱傷[c]

熱傷部位が50％以上で，細胞外液系輸液による循環血液量の不足を是正困難な場合は，等張アルブミン製剤あるいは人工膠質液で対処します．

> **⚠ 注意**
>
> **PPF（加熱ヒト血漿タンパク）**
>
> plasma protein fraction : PPFをfresh frozen plasma : FFP（p84参照）と誤らないように注意

[b] 初期は細胞外液系輸液や人工膠質液で対処します

[c] 24時間以内は細胞外液系輸液で対応

アルブミン製剤の適正使用

目的と使用指針

膠質浸透圧の改善 ➡ 高張アルブミン製剤
循環血漿量の是正 ➡ 等張アルブミン製剤 or 加熱ヒト血漿タンパク（PPF）

アルブミン使用の適応病態

1）出血性ショック
2）人工心肺を使用する心臓手術
3）難治性腹水を伴う肝硬変あるいは大量の腹水穿刺時
4）難治性の浮腫，肺水腫を伴うネフローゼ症候群
5）血行動態が不安定な血液透析時
6）凝固因子の補充を必要としない治療的血漿交換療法
7）重症熱傷
8）低タンパク血症に起因する肺水腫あるいは著明な浮腫が認められる場合
9）循環血漿量の著明な減少を伴う急性膵炎など

アルブミン製剤の投与量と投与の評価

投与量

必要投与量 = 期待上昇濃度（g/dL）× 循環血漿量（dL）× 2.5

投与効果の評価

投与後の目標血清アルブミン濃度：急性の場合は 3.0g/dL 程度
　　　　　　　　　　　　　　　　慢性の場合は 2.5g/dL 程度

アルブミン製剤の不適切な使用例と使用上の注意点

不適切な使用

1）タンパク質源としての栄養補給
2）脳虚血
3）単なる血清アルブミン濃度の維持
4）末期患者へのアルブミン投与

使用上の注意点

1）ナトリウム含有量増加
2）肺水腫，心不全
3）血圧低下（PPFの急速輸注）
4）利尿
5）アルブミン合成能の低下

H) 低タンパク血症に起因する肺水腫あるいは著明な浮腫が認められる場合

術前，術後あるいは経口摂取不能な重症な下痢などに使用する場合があります．

I) 循環血漿量の著明な減少を伴う急性膵炎，腸閉塞などショックを起こした場合

等張アルブミン製剤を使用します．

2 投与量* チャート61

計算にて得られたアルブミン量を患者の病状に応じて2～3日で分割投与します．

☞ 必要投与量 ＝ 期待上昇濃度（g/dL）× 循環血漿量（dL）× 2.5

（ただし期待上昇濃度は期待値と実測値の差，循環血漿量は0.4dL/kg，投与アルブミンの血管内回収率は40％とする）

3 投与の評価 チャート61

投与前には必要性を明確に把握し投与量を算出します．投与後は血清アルブミン濃度と臨床所見の改善の程度を比較して判定し記録します．投与後の目標血清アルブミン濃度は急性の場合3.0g/dL，慢性の場合2.5g/dL程度までとします．投与効果の評価を3日間で行い，漫然と投与し続けないようにします．施設によってはもう少し低めに設定しているところもあります．

4 不適切な使用 （チャート62参照）

5 注意点 （チャート62参照）

6 性状・代謝

アルブミンには膠質浸透圧の調節機能があり，正常血漿の膠質浸透圧のうち80％がアルブミンによって維持されています．1gは約20mLの水分を保持し，その生成は主に肝で行われ，半減期は約17日です．アルブミン製剤のナトリウム濃度は血液保存液中のクエン酸ナトリウムに依存して多くなっています（153～174mEq/L）．

---

*アルブミン投与量の簡易計算法（逆算法）

アルブミンを1g投与したときの体重（Wkg）の患者血清アルブミン濃度の上昇（g/dL）は：

アルブミン1g×血管内の回収率 40/100
÷循環血漿量（これは0.4dL/kg×体重kg）
$=0.4 \div (0.4 \times W)$
$= \frac{1}{W}$ g/dL であるから，

成人60kgで血清値1g上昇させるためには合計60g必要で，1回20gを3日間投与となります．
体重（kg）の数値が見かけ上アルブミンの必要量と同じになり，簡単に求められます．

第4章 血液製剤の使用基準

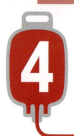

血小板製剤の使用指針

血小板製剤の種類

室温（20〜24℃）で水平振盪しながら保存する．
有効期間は採血後4日間．

1．濃厚血小板（PC：platelet concentrate）
5単位で1×10^{11}個程度の血小板を含有している．

2．濃厚血小板成分採血
成分献血で1人の供血者から採取されるので，輸血感染症，同種免疫などの副反応の頻度が減る．

3．HLA適合血小板
HLA抗原を登録した特定の献血者から，血小板濃厚液成分として供給される．抗HLA抗体を保有し，血小板輸血の不応状態になった患者に対して有効．

4．製品名
- 濃厚血小板-LR「日赤」（1単位約20mL，2単位約40mL，5単位約100mL，10単位約200mL，15単位約250mL，20単位も約250mL）
- 濃厚血小板HLA-LR「日赤」（10単位，15単位，20単位：量は上記と同じ）

血小板製剤の使用指針

血小板数の減少または機能の異常により，重篤な出血ないし出血の予想される病態に対して使用することを基本とする．

血小板輸血時の血小板数のおよその目安
外科手術	5万/μL
造血器腫瘍	2万/μL
MDS	1万/μL
再生不良性貧血	5千/μL

▶血小板の寿命は約8日間と短いため，造血器腫瘍や再生不良性貧血では頻回輸血となりやすい．
▶1回輸血量は成人で10〜20単位である．

● **実践のためのポイント**

- 血小板製剤は室温で4日間しか有効期間がありません
- 外科手術では血小板数5万/μL，再生不良性貧血では5千/μL程度が輸血開始の目安になっています

解説

1 血小板製剤

血小板はその数を補って止血を維持することを目的として輸血されます．血小板製剤の一般名は血小板濃厚液で，製品名は（照射）**濃厚血小板-LR「日赤」**です．日赤血液センターでは，1人の献血者の血液を自動成分分離装置で採取して，濃縮した血小板製剤として供給しています．諸外国では赤血球製剤用に採血した複数の献血から血小板を分離，プールして製剤としているところもあります．（照射）濃厚血小板-LR「日赤」には1単位に$2.0×10^{10}$個以上の血小板が含まれ，1，2，5，10，15，20単位製剤がありますが，成人では1，2，5単位製剤を輸血することは現実的にありません．したがって，必要に応じて10，15，20単位製剤を予約発注することになります．

血小板濃厚液は室温で水平振盪しながら保管しますが，**有効期間は採血後4日間**しかありません[d]．しかも，NATのために時間が1日間ほど費やされますので，**医療機関に配送されてからの有効期間は3日間未満となっているのが現状です．**当然，施設の輸血部には使用者未定のストックを置くことはできません．

造血器腫瘍[e]などの内科的な治療では，輸血（血小板のみならず赤血球製剤の輸血）が繰り返されるため，免疫反応により抗HLA抗体が産生されて，血小板輸血が無効な場合があります．その対策として，**HLA適合血小板**製剤の供給[f]を受け，これを使用します．

血小板輸血を必要とする患者の血小板数トリガーは，**周術期では5万/μL，造血器腫瘍では1万/μL，MDSと再生不良性貧血では5千/μL前後かそれ以下**です．

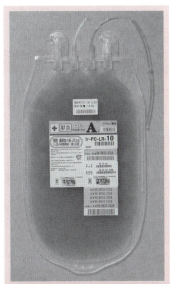

照射濃厚血小板-LR「日赤」
10単位（約200mL）
日本赤十字社のホームページ（製品情報：http://www.jrc.or.jp/mr/product/list/）より転載

[d] 以前は72時間でしたが2006年に初流血除去が導入され翌年から1日延長され有効期間は4日間になりました

[e] 白血病，骨髄異形成症候群（MDS）など

[f] 血液センターと相談のうえ予約します．HLAを登録してあるドナーに日赤が連絡して，特定の患者用に献血してもらいます

チャート65　血小板輸血の使用対象

1) 活動性出血
2) 外科手術術前／侵襲的処置の施行前
3) 大量輸血時
4) DIC
5) 血液疾患：a. 急性白血病
　　　　　　b. 再生不良性貧血・骨髄異形成症候群（MDS）
　　　　　　c. 固形癌化学療法
　　　　　　d. 造血幹細胞移植
6) 血小板輸血不応状態（HLA適合血小板輸血の適応）
7) サイトメガロウイルス陰性状態

チャート66　血小板輸血の効果

$$予測血小板増加数（/\mu L）= \frac{輸血血小板総数}{循環血液量（mL）\times 1,000} \times 2/3$$

2/3をかけるのは，血小板の1/3が脾臓に捕捉されるため

CCI：補正血小板増加数　24時間CCIが4,500/μL以下は血小板不応症

$$CCI（/\mu L）= \frac{血小板増加数（/\mu L）\times 体表面積（m^2）}{輸血血小板総数（10^{11}）}$$

チャート67　血小板製剤の使用上の注意点

(1) 放射線照射
(2) HLA適合血小板あるいは洗浄血小板の選択
(3) ABO血液型・RhD因子の一致を確認（交差適合試験は行われないため）

2 適応　チャート65

A) 活動性出血

血小板減少による出血．特に網膜，中枢神経系，肺，消化管出血．5万/μL以上に維持（外傷性頭蓋内出血は10万/μL以上）．

B) 外科手術術前／侵襲的処置の施行前

術前に5万/μL以上あれば通常使用しないが，止血困難な場合は10万/μL以上が望ましい．

C) 大量輸血時

止血困難な出血症状とともに，血小板数の減少を認める場合．

D) DIC

5万/μL未満で出血あれば考慮．

E) 血液疾患

a. **急性白血病**：1万/μL未満に減少した場合．
b. **再生不良性貧血・骨髄異形成症候群（MDS）**：5千/μL前後かそれ以下がトリガー値．
c. **固形癌化学療法**：1万/μL以上を維持する．
d. **造血幹細胞移植**：移植後の減少時期．1万/μL未満の場合．

F) 血小板輸血不応状態（HLA適合血小板輸血）

　白血病，再生不良性貧血などで通常の血小板製剤を輸血し，輸血後1時間後の血小板数の増加が2回以上にわたってほとんど認められず，HLA抗体が検出される場合は，HLA適合血小板輸血の適応となります．

　効果判定はCCI（corrected count increment，補正血小板増加数）を用いて行います チャート66 ．CCI（/μL）＝ ｛血小板増加数（/μL）×体表面積（m²）｝÷輸血血小板総数（10^{11}）．実際の計算例は5章の血液内科症例問題③に記しました（p104）．

G) サイトメガロウイルス陰性状態

　サイトメガロウイルス抗体陰性血小板を用いる．抗体陰性の妊婦あるいは極低出生体重児，造血幹細胞移植時（患者ドナーともに陰性）

> ⚠️ **注意**
> **特発性血小板減少性紫斑病（ITP）**
> 通常は血小板輸血の対象とはなりませんが，ステロイド剤など薬剤の効果が不十分で大量出血が予想される外科的処置の場合は適応となります．

> ⚠️ **注意**
> **血栓性血小板減少性紫斑病（TTP）**
> TTPでは，血小板輸血により症状の悪化をみることがあるので，原則として血小板輸血の適応とはなりません．ITPと混同しやすいので注意しましょう．

3 使用上の注意 チャート67

(1) 血小板濃厚液を輸血する際には，この製剤がドナーの白血球を含んでいることから，輸血後GVHDを防ぐために**放射線照射**が行われていることを確認しましょう．

(2) HLA適合血小板製剤はすぐに手に入るものではありません．計画を立てて，輸血する必要があります．HLA適合血小板製剤を使用しても効果のない場合は血漿タンパクに対する免疫反応の可能性もあります．この場合には洗浄血小板製剤が有効な場合もあります．

(3) 原則として，ABO血液型の同型の血小板濃厚液を輸血します．血小板輸血では交差適合試験は一般に略されますので，血液型を患者と製剤間で確認することは必須です．患者のRhDが陰性でRhD陰性製剤が入手困難であれば，ABO血液型の同型のRhD陽性製剤を輸血する場合があります．

第4章 血液製剤の使用基準

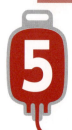

5 血漿分画製剤の適応（アルブミン以外）

血漿分画製剤の適応

1. アルブミン以外の血漿分画製剤には人免疫グロブリンと血液凝固因子がある
2. 人免疫グロブリンは感染症および特発性血小板減少性紫斑病*や自己免疫性疾患の治療に用いる
3. 特定用途の抗RhDグロブリン，抗HBsグロブリン，抗破傷風グロブリンがある
4. 血液凝固因子には遺伝子組換え製剤がある

解説

1 血漿分画製剤の製法[5]

　血液製剤には輸血用血液製剤（赤血球液，新鮮凍結血漿，濃厚血小板）と人血清アルブミン，人免疫グロブリンや血液凝固因子などの血漿分画製剤があります．血漿分画製剤は製造過程で強酸性（pH4）処理，Cohnの分画法，S/D（有機溶媒／界面活性剤）処理などが行われています．血液凝固因子製剤ではTNBP／オクトキシノール9処理にイムノアフィニティークロマトグラフィーさらにイオン交換クロマトグラフィーおよびウイルス除去膜処理を行い，最後に乾燥濃縮などの処理をしています．また，原料血漿と完成製品でも核酸増幅検査（NAT）が行われています．なお，血液凝固第Ⅷ因子製剤と第Ⅶ因子製剤は，おもに遺伝子組換え製剤が使われています．

＊**特発性血小板減少性紫斑病，ITP（Idiopathic thrombocytopenic purpura）**
　原因不明の血小板減少症．血小板に対する自己抗体により血小板破壊が亢進することが原因とされています．妊娠・出産あるいは脾臓摘出などの手術時には，事前に血小板輸血をする場合があります．人免疫グロブリン製剤の大量投与も一時的な効果があります．

● **実践のためのポイント**
- 人免疫グロブリン製剤は重症感染症以外に，RhD抗体産生予防，HBV予防，破傷風の予防・治療に用いられています
- 近年，自己免疫疾患などの治療にも使われています
- 血液凝固因子製剤は専門医の指導のもとで適切に使用しなければなりません

2 人免疫グロブリン製剤＊の適応

　低または無ガンマグロブリン血症，抗生物質と併用して重症感染症に使います．一部の製剤には麻疹，A型肝炎，ポリオに対する適応があります．近年，自己免疫疾患の治療として，例えばITP，川崎病やギランバレー症候群では，しばしば大量に投与されます．

　また，用途が限定された製剤として，妊産婦の抗D抗体産生予防，B型肝炎予防，破傷風の予防・症状改善に使用されるものがあります．

①妊婦の抗D抗体産生予防

　筋注用抗DグロブリンはRh血液型のD因子陰性の妊婦に使用されます．投与方法は，Rh血液型のD陰性の産婦へ，D陽性の胎児を分娩後72時間以内に筋注するとなっています．注射にあたっては，まず産婦のRh血液型のDについてRh血液型判定用血清を用いて陰性を確認した後，さらに添付の適合試験用試薬（日本薬局方注射用水0.25mLで溶解）を用い，産婦血球と本試薬との間で間接抗グロブリン試験を行い，凝集が起こらないことを確認する必要があります．なお，出産前から母体血液中に胎児の血液は移行しているため，抗D抗体の産生を抑制する目的で，妊娠28〜29週で1回目の投与をすることになっています[6]．

②B型肝炎ウイルス予防

　HBs抗原陽性血液の汚染事故が起こった場合にはHBV発症予防に抗HBsガンマグロブリン製剤（筋注用/静注用）の適応があります．また，筋注用製剤には新生児のHBV感染予防の適応があります．この場合，原則沈降B型肝炎ワクチンと併用します．

③破傷風用

　破傷風感染の予防あるいは感染の恐れがある場合には，破傷風トキソイドワクチン投与と抗破傷風グロブリンを併用する場合が多いようです．

> ＊**人免疫グロブリン製剤**
> 　人免疫グロブリン製剤には静注用製剤と筋注用の製剤があります．
> 　感染症用のガンマグロブリン製剤には，投与方法によって適応が異なるものもありますので注意してください．なお，抗Dグロブリンは筋注用のみで**母体**に投与します．

3 血液凝固因子

血液凝固因子には，特定の血液凝固因子欠乏症の補充あるいはインヒビターとよばれる抗体により本来の凝固因子の作用が発揮できない場合に使う迂回因子があります．具体的には，第VII因子製剤，第VIII因子製剤，血液凝固因子抗体迂回活性複合体，第IX因子製剤，第IX因子複合体製剤，第XIII因子製剤，静注用フィブリノゲン製剤があります．

血液凝固因子製剤は専門医の指導のもとで適切に使用しなければなりません．すでに，第VIII因子製剤の使用量の7割が遺伝子組換え製剤です．

4 その他の製剤

(1) 組織の接着・閉鎖を目的としたフィブリノゲン製剤に組織接着剤があり，外科手術で使用されます．
(2) 乾燥濃縮人アンチトロンビンIIIは，DIC（播種性血管内凝固症候群）におけるアンチトロンビンIII低下を補う目的で使われます．
(3) 熱傷・火傷，輸血，体外循環下開心術などの溶血反応に伴うヘモグロビン血症，ヘモグロビン尿症の治療には人ハプトグロビンが用いられます．

5 注意事項

人免疫グロブリン製剤では，急速に注射すると血圧降下を起こす可能性があります．また，①IgA欠損症の患者，②腎障害のある患者，③脳・心臓血管障害またはその既往歴のある患者，④血栓塞栓症の危険性の高い患者，⑤溶血性・失血性貧血の患者，⑥免疫不全患者・免疫抑制状態の患者（⑤と⑥はパルボウイルスB19感染の可能性を完全には否定できないことから），⑦心機能の低下している患者には慎重に投与します．

本剤の成分に対しショックの既往歴のある患者には禁忌です．そして，過敏症の既往歴のある患者には原則禁忌です．

第5章

輸血療法の実際

1 内科での輸血 ……………………………………………… 100
2 外科（周術期）での輸血 ………………………………… 106
3 救急医療での輸血 ………………………………………… 110
4 小児科での輸血 …………………………………………… 114
5 産婦人科（周産期）での輸血 …………………………… 116

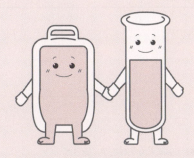

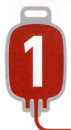

第5章 輸血療法の実際

1 内科での輸血

内科領域の赤血球輸血

1. 内科的適応
血液疾患，悪性腫瘍，感染症などに伴う貧血，出血性貧血など．

2. トリガー値
- 造血不全に伴う貧血 　　　　　　　　　　　Hb 6〜7g/dL
- 造血器腫瘍に対する化学療法,造血幹細胞移植 　Hb 7〜8g/dL
- 固形癌化学療法 　　　　　　　　　　　　　Hb 7〜8g/dL
- 腎不全による貧血 　　　　　　　　　　　　Hb 7g/dL 以上では行わない
- 上部消化管出血における急性貧血 　　　　　Hb 7g/dL がトリガーで
　　　　　　　　　　　　　　　　　　　　　Hb 9g/dL では輸血しない

3. 留意点
- 頻回投与は鉄過剰状態をきたす
- 鉄剤，ビタミンB_{12}やエリスロポエチンなどの**薬剤により治療が可能な貧血は，輸血の適応とはならない**
- 急速な貧血の是正は，心原性の肺水腫を起こす可能性がある
  ➡ 1mL/分で始める

▶臨床症状をよく観察し，必要最小限の投与量と投与回数に留める．

4. 造血幹細胞移植時の輸血
- 白血球の増加よりも，赤血球と血小板の回復は遅れるので輸血が必要
- Hb 7〜8g/dL，血小板数1万/μLがトリガー値
- 血液型不適合移植の輸血（ドナー型に変わるまでの一時期）
  赤血球製剤　　　主不適合の場合：患者の血液型かO型
  　　　　　　　　　副不適合の場合：O型かドナーの血液型
  血小板・血漿製剤　原則AB型

Memo

● **実践のためのポイント**

- 内科領域の輸血の目安はHb値が7g/dLであるが，検査値のみならず臨床症状を勘案します

解 説

1 内科領域の赤血球輸血の適応

　内科領域の赤血球輸血の適応は，血液疾患（再生不良性貧血，溶血性貧血，白血病，悪性リンパ腫など），悪性腫瘍，感染症などに伴う貧血，出血性貧血（消化管出血）などです．造血幹細胞移植療法や化学療法などの汎血球減少の際には血小板輸血やG-CSF投与との併用も行われます．

2 トリガー値

　赤血球輸血開始のトリガー（ひきがね）が**チャート69**のように示されています．造血不全では少し下がりHb 6〜7g/dLとなりました．

3 留意点

(1) 頻回投与により鉄過剰状態（iron overload）をきたすことがあります．この予防として，できるだけ投与間隔を長くします．

(2) 鉄剤，ビタミンB_{12}やエリスロポエチン（→p131）などの**薬剤の投与により治療が可能な貧血は，輸血の適応とはなりません**．

(3) 急速な貧血の是正は，心原性の肺水腫を引き起こす可能性があります（1 mL/分で始めます）．

(4) 前回投与後の臨床症状の改善の程度やHb値の変化や副反応の有無を確認してから今回の投与計画を立てます．

4 造血幹細胞移植時の輸血

　造血幹細胞移植では，Hb値7〜8g/dL，血小板数1万/μL程度がトリガー値です．HLA（p142参照）が一致していればABO血液型が不一致でも移植が行われる場合があります（血液型不適合造血幹細胞移植）．この場合，ドナーの血液型に置き換わるまで，一般に主不適合の場合は患者の血液型かO型を，副不適合の場合にはO型かドナー型の赤血球を輸血します（血漿と血小板は原則としてAB型を使います）．

Case Study

本例題は研修医のために過去の経験例から作られた教育的例題であり，実際の患者への対応は医師の責任で行います．

❶消化器内科症例

症例	17歳　女性．高校生
既往歴	特記すべきことなし
家族歴	特記すべきことなし
主訴	吐血，下血
現病歴	生来健康であったが，1週間前から胃部痛と黒色便を自覚．今朝，気分不快あり．2回血液を混じた食物残渣を嘔吐．午後9時に救急車で来院
現症	意識清明．顔色不良．心窩部に圧痛．背部に放散痛．血圧108〜70mmHg
検査成績	緊急検査　WBC 10,900/μL，RBC 289万/μL，Hb 8.0g/dL，Plt 28万/μL
その他の情報	腹部Ｘ線で横隔膜下にfree airなし．バイタル安定．感染症なし

Q1 治療は？

Q2 現段階で輸血するかどうか？

A1 補液，内視鏡検査（止血治療），血液型検査とIr-RBC-LR-2　2本の交差試験を行い輸血は待つ．潰瘍治療薬剤の投与．入院．本症例は十二指腸潰瘍（A1 stage）であった．

A2 ここでのポイントは内視鏡観察により出血が止まっているか，または内視鏡で止血できて，その後の経過観察が可能であれば輸血を回避できることである．したがって，交差試験は行っておくが，バイタルが安定していれば，輸血をしない可能性が高いので，あわてて輸血を開始しない．

Memo

❷ 一般内科症例

症例	68歳　女性
家族歴	特記すべきことなし
既往歴	出産時大量出血で輸血（詳細不明）
主訴	腹満感，下肢の浮腫
現病歴	慢性Ｃ型肝炎．1ヵ月前から腹満感を自覚．開業医の腹部超音波検査で腹水を指摘され，紹介入院
現症	意識清明．顔色不良．皮膚黄染色．血圧128〜68mmHg
検査成績	WBC 2,900/μL，RBC 221万/μL，Hb 8.0g/dL，Plt 5万/μL 血清Alb 2.0 mg/dL，TB，ALT，LDH，CK，AFP軽度上昇．バイタル安定

Q1 現段階で血液製剤投与するかどうか？

A1 診断は肝硬変であった．食道静脈瘤からの出血やDIC所見がなければ，RBCやFFPはもちろん濃厚血小板製剤の輸血は必要ない．ただし，アルブミン製剤は腹水穿刺後に必要があれば保険適応の範囲で投与するのが一般的であろう．FFPは血漿交換の時には用いるが，慢性肝炎に伴う肝不全の場合には，一般には用いない．FFPやアルブミン製剤を栄養補給のために用いることは禁じられている（チャート58；p86，チャート62；p90参照）．

Memo

❸血液内科症例

症例 56歳　男性
既往歴 10年前から再生不良性貧血で治療を受けている．輸血歴あり
検査値 再入院時 Hb 4.0g/dL，Plt 12,000/μL．身長160cm，体重60kg，体表面積 1.62m^2，循環血液量 70mL/kg（体重）

Q1 RBC-LR-2　2本を輸血するとHb値はどの程度まで上昇すると予想されるか？

Q2 濃厚血小板15単位を輸血したところ，24時間後の血小板数は20,000/μLであった．24時間前後の補正血小板増加数を計算せよ．

Q2 この患者では血小板輸血の効果が次第になくなってきていた．この原因として原疾患の悪化の他に考えられることは何か．その場合の検査，対策は？

A1 予想上昇Hb値（g/dL）＝投与Hb量（g）÷循環血液量（dL）

この問題は試験問題というよりも，実際の診療の場で求められる知識を整理するためのものです．400mL由来RBC-LR-2（2単位）には56〜60g（Hb14〜15g/dL×400mL）のHb量が存在します．現実的には，体重60kgの患者にRBC-LR-2を輸血するとHb値は約1.3g/dL上がるという簡易計算法を記憶しておいた方が良いと思います．

→ 計算　　　　　　　112〜120g ÷ 42dL ＝ 2.67〜2.86g/dL
→ 予想Hb値は　　　　4.0 ＋ 2.7〜2.9g/dL ＝ およそ 6.8g/dL

A2 補正血小板増加数（corrected count increment：CCI）は以下の式により算出します．血小板輸血を行った場合には1時間後か20または24時間後に評価する必要があります．暗記する必要はありませんが，血小板輸血を行った患者の診療録に式を書き込んでおくとよいでしょう．

$$\text{CCI}\,(/\mu L) = \frac{\text{血小板増加数}\,(/\mu L) \times \text{体表面積}\,(m^2)}{\text{輸血血小板総数}\,(10^{11})}$$

ここでは，実際に輸血した濃厚血小板製剤は15単位としか記載がありません．そこで，5単位製剤には 1×10^{11} 個以上の血小板を含有していることを思い出さなければなりません．

→ 計算　{（20,000 − 12,000）× 1.62} ÷ 3 ＝ 4,320/μL

通常24時間CCIで4,500/μL以下が血小板不応症と判断されます．

A3 血小板輸血不応状態は，抗HLA抗体，抗HPA抗体，自己抗体（自己免疫疾患），出血，発熱，感染症，脾腫，DIC，薬剤により引き起こされます．ここでは特に抗HLA抗体の関与が疑われます．対策としてはHLA適合血小板輸血を行います．ちなみに抗HLA抗体産生予防法は輸血回数を減らすことと白血球除去済の製剤を使用することです．日本の濃厚血小板製剤は，持続遠心式分離装置によるアフェレーシスにより採取されているので，もともと混入する白血球は少なく，ひとつの製剤の由来となるドナーも1人（HLA1人分）であり，抗HLA抗体産生予防に貢献しています．

❹輸血一般（外来）症例

Q1 次の症例のうち，1）血液型検査，2）不規則抗体検査，3）輸血血液製剤あるいは自己血貯血のオーダーが必要なものはどれか？
  A．前立腺生検のために入院する患者
  B．心臓カテーテル検査のために入院する患者
  C．妊娠35週，前置胎盤で入院する患者
  D．輸血歴のないITP疑いの患者
  E．食道静脈瘤治療の初診患者
  F．大腸ポリープの内視鏡的切除予定患者
  G．学校検診で貧血を指摘された初診患者
  H．肺腫瘍で気管支内視鏡予定患者
  I．慢性腎不全で透析導入予定の患者
  J．交通事故で腹部打撲．貧血あり
  K．両膝関節（人工関節置換）手術予定の患者
  L．10年前に輸血を受けた股関節再置換の患者

A1 ○…必要である，□…原則として行う，×…一般に不要

	1）血液型	2）不規則抗体検査	3）輸血血液製剤あるいは自己血貯血	コメント
A	○	×	×	針生検の場合でも出血の可能性は否定できない
B	○	□	×	血管破損あるいは緊急手術の可能性がある
C	○	○	○	出産時には大量出血が予想される
D	○	○	×	血液疾患であることから
E	○	□	×	観血的治療であるから
F	○	×	×	出血や穿孔のリスクがある
G	×	×	×	血算や血清鉄の検査は行う
H	○	□	×	肺動脈からの出血のリスクがある
I	○	○	×	腎性貧血の場合が多い．輸血歴も多い
J	○	○	○	外傷がなくても臓器出血がありうる
K	○	○	○	手術日にあわせて自己血を準備する
L	○	○	○	自己血が可能であれば行う

一般に外来診療であっても**観血的検査の前には血液型検査が必要**です．血液疾患および**輸血歴のある患者や妊婦の場合には不規則抗体検査は欠かせません**．なお，稀な血液型は自己血輸血の適応です．待機手術患者では不規則抗体の検査を行っておきます．

第5章 輸血療法の実際

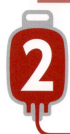

2 外科（周術期）での輸血

チャート 70　外科領域の赤血球輸血

トリガー値

- 術中投与　　　　　　　　　　　　　　　　Hb 7〜8g/dL
- 心疾患を有する患者の手術に伴う貧血　　　　Hb 8〜10g/dL
- 人工心肺使用手術による貧血，弁置換術CAGB術後急性出血期の貧血
  　　　　　　　　　　　　　　　　Hb 9〜10g/dLとすることを強く推奨
- 術後投与　　　　　　　　　　　　　　急激に貧血が進行する術後出血

参考

10/30ルール（手術患者は一律Hb 10g/dL，Ht 30%以上）は根拠がない

循環血液量の 15〜20%の出血	細胞外液量の補充のために輸液
100%以上の出血	出血傾向（希釈性の凝固障害と血小板減少）が起こる可能性があるので，新鮮凍結血漿，血小板濃厚液の投与を考慮する

チャート 71　手術時の血液準備法

適正な量の血液を準備し，血液の有効利用促進と，輸血検査の無駄を省く方法

1. 血液型不規則抗体スクリーニング法（type & screen：T&S）
2. 最大手術血液準備量（maximum surgical blood order schedule：MSBOS）
3. 手術血液準備量計算法（surgical blood order equation：SBOE）

Memo

- ●実践のためのポイント
- 外科（手術）での輸血開始の目安は，Hb値が7～8 g/dL
  （ただし，冠動脈疾患，肺機能障害，脳循環障害がある患者ではHb値を10g/dLに維持）
- 人工心肺使用時は血液が希釈されていることに注意します
- 低体温（手術）での一時的血小板数減少に留意します

解説

1 外科領域（周術期）の赤血球輸血 チャート70

通常の手術ではHb値が7～8g/dL程度あれば十分な酸素の供給が可能ですが，冠動脈疾患，肺機能障害，脳循環障害のある患者では，Hb値を10g/dL程度に維持することが推奨されています．

人工心肺使用時は血液が希釈されていることに注意が必要です．低体温手術では血小板が門脈系に捕捉されることにより一時的に数が少なくなります[7]．

周術期の輸血のトリガー値がガイドラインに以下のように示されました[7]．

一般の術中投与ではHb 7～8g/dL．心疾患を有する患者の手術に伴う貧血ではHb 8～10g/dL．

人工心肺使用手術による貧血，弁置換術CAGB術後急性出血期の貧血ではHb 9～10g/dLとすることが強く推奨されています．なお，急激に貧血が進行する術後出血では，トリガー値ではなく病態に応じてすぐに投与を開始します．

2 参考

慣習的に行われてきた10/30ルール（外科（手術）患者は一律Hb 10g/dL，Ht 30%以上にまで輸血して上げておくこと）は根拠がありません．

A) 循環血液量の15～20%の出血

細胞外液量の補充のために細胞外液系輸液（乳酸加リンゲル液，酢酸リンゲル液など）を出血量の2～3倍輸液します．

B) 循環血液量の100%以上の出血

出血傾向（希釈性の凝固障害と血小板減少）が起こる可能性があるので，新鮮凍結血漿，血小板濃厚液の投与を考慮します．

3 手術時の血液準備法 チャート71

手術時の血液準備量について，適正な量の血液を準備し，血液の有効利用を促進するとともに，輸血検査の無駄を省くことを目的に以下のような方法が推奨されています（詳細はp108参照）．

(1) 血液型不規則抗体スクリーニング法（type & screen：T&S）＊
(2) 最大手術血液準備量（maximum surgical blood order schedule：MSBOS）＊
(3) 手術血液準備量計算法（surgical blood order equation：SBOE）＊

Case Study

本例題は研修医のために過去の経験例から作られた教育的例題であり，実際の患者への対応は医師の責任で行います．

❶消化器外科症例

症例	78歳　女性
既往歴	5年前弁置換術を受けワーファリン内服中
主訴	腹部腫瘤
現病歴	近医で大腸癌を疑われて紹介入院
現症	意識清明．顔色不良．血圧108〜75mmHg
検査成績	WBC 8,900/μL，RBC 256万/μL，Hb 8.0g/dL，Plt 38万/μL
その他の情報	PT-INR 2.0（TT 17％）．感染症なし．CEA 高値．大腸ファイバー検査にて回盲部にBⅢ型進行癌

Q1 できるだけ早く手術を行うことになった．注意する点は？　輸血準備はどうする？

A2 ここでのポイントは，ワーファリンを内服していることと，腫瘍が回盲部にあることです．ワーファリン減量によりINR*を下げておく必要があります．回盲部の進行大腸癌では手術出血が他の部位よりも多いと予想されることと，患者が現段階で貧血であり，血液型判定とRBC-LR-2を3本（6単位）の交差試験を行って手術に望むべきです（MSBOS）．出血量によってはFFPが必要になります．術前の心機能評価とワーファリン内服ができない期間のヘパリンの使用などについて心臓血管外科へのコンサルトを忘れないこと．

＊血液型不規則抗体スクリーニング法（type & screen：T & S）
　出血が少なく手術中の輸血の可能性が低い待機手術での血液準備法．患者のABOとRh血液型と不規則抗体を検査しておき，RhD陽性で不規則抗体陰性の場合は，交差試験は行わないで手術に臨みます．術中予想外に輸血が必要になった場合には，生食法の交差試験（緊急度によってはABOオモテ検査，生食法主試験だけ）を行って，すぐ輸血します．

＊最大手術血液準備量（maximum surgical blood order schedule：MSBOS）
　術中ある程度の出血があり，輸血をすることが予測される待機手術での血液準備法．施設の手術別の出血量と輸血量記録から，平均量の1.5倍以下の血液について交差試験を行って準備しておきます．

＊手術血液準備量計算法（surgical blood order equation：SBOE）
　この方法では，まず手術別に平均的な出血量を求めておきます．また，投与開始Hb値（トリガー）を設定しておきます．次に，患者の術前Hb値と全身状態から出血許容量を求め，その量と手術出血量の差に相当する血液を準備するというものです．なお，赤血球不規則抗体スクリーニングを行うことが前提となっています．

＊INR：international normalized ratio
　ワーファリン療法中の凝固能検査にはプロトロンビン（PT）時間がありますが，使用するトロンボプラスチン試薬の種類により力価が異なることや表示方法が秒，比，活性など様々です．そこで，1977年にWHOが世界的に比較可能な表示に統一するための表記法としてINRを提案しました．INR＝患者血漿のPT（秒）÷正常血漿のPT（秒）×ISI（international sensitivity index：市販の試薬に示されている標準品との活性比較指数）．なお，トロンボテスト（TT）との比較では，TT：100％はINR：1.0，TT：17％はINR：2.0，TT：9％はINR：3.0です．

❷外科症例

症例	50歳　女性．無職
既往歴	特発性血小板減少性紫斑病（ITP）
家族歴	特記すべきことなし
主訴	下腹部痛
現病歴	朝から下腹部痛を自覚．下血があり救急車で来院
現症	意識レベル10．顔色不良．下腹部痛．血圧60mmHg以下
検査成績	緊急検査 WBC 2,900/μL，RBC 190万/μL，Hb 5.0g/dL，Plt 3.8万/μL
その他の情報	腹部X線でイレウスの所見あり．血液内科併診

Q1 現段階での輸血について答えてください．

A1 虚血性腸炎とイレウス，出血性ショックの状態である．緊急手術の前に血液型判定とRBC-LR-2を3〜5本（6〜10単位）の交差試験を行って輸血を開始する．また，血小板10〜20単位をオーダーする．

Column

ご家族からの血液提供の申し出に対してどう答えるか

輸血の必要な患者さんのご家族から「家族の血液を使ってください」との申し出が時々ありますが，この時はどのように返答すべきでしょうか？「血液センターからの血液供給が十分受けられる現代の医療では，血縁者からの生血はGVHD（元気な方のリンパ球が輸血を受けたヒトを攻撃する病気）の危険性があるので行いません」とお答えするのがよいでしょう．

GVHDは放射線照射をすれば防げるのですが，実際の問題として，個々の病院で血液センターと同じ血液検査（特に核酸増幅検査）を短時間のうちに行うのは困難で，血液センターから供給される血液と同等の安全性を確保するのは難しいと考えられます．

返答の際「できれば，ほかの方のために，別な機会に献血をお願いします」という言葉を添えてください．

第5章 輸血療法の実際

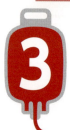

3 救急医療での輸血

チャート72 輸血前に把握すべき事項[8]

病歴	1. 基礎疾患の有無 2. 輸血歴の有無 3. 妊娠歴（出産歴）	
身体所見	1. 意識レベル 2. 血圧 3. 体温 4. 脈拍数 5. 呼吸数	6. 体重 7. 身長 8. 浮腫の有無 9. 眼瞼結膜蒼白 10. 皮膚所見（紫斑）
検査所見	1. 血液型（ABO，Rh） 2. 血算（血小板数も含む） 3. 電解質 4. 出血時間 5. 凝固能（PT，APTT） 6. 血清アルブミン濃度 7. BUN，クレアチニン 8. 肝機能	9. 不規則抗体スクリーニング 10. 動脈血ガス分析 11. 胸部X線写真 12. 心電図 13. フィブリノゲン 14. 中心静脈圧 15. 酸素飽和度（モニター）
その他	1. 尿量 2. 輸血の同意の有無（輸血拒否の可能性） 3. 吐血，下血の量	

赤色文字は緊急輸血開始時には把握していなければならない項目

Column

危機的出血への対応ガイドライン[9]

麻酔科学会と輸血・細胞治療学会では「危機的出血への対応ガイドライン」を作製して周知をもとめているのでここに概略を記します．

危機的出血発生 → コマンダーの決定・非常事態宣言 → 指揮命令系統の確立

↓

輸液	↔	手術	輸血管理部門：供給体制 ↔ 血液センター
1. 細胞外液系輸液		応急処置	麻酔科医：静脈路確保，血行動態の安定，輸血実施など
2. 人工膠質液		手術方針決定	外科系医師：出血源の確認と処置など
3. アルブミン製剤		再手術	看護師：出血量測定・記録，輸液・輸血の介助
輸血			臨床工学士：急速輸血装置，血液回収装置の準備・操作
1. ABO同型交差適合試験済			
2. ABO同型交差適合試験省略			

● 実践のためのポイント

- 救急医療では臨床症状の把握と出血量の推定が重要です
- 緊急輸血であっても輸血開始時の血液製剤の照合と患者確認の手順を守る必要があります
- 救急医療でも同型の血液製剤を生食法による交差試験を行ってから輸血するのが原則です

 臨床症状と推定出血量

程度	臨床症状	出血予想量（体重60kg男性の場合）
なし		500mL 以下 （慢性出血では 1,000mL 以下） 急性出血では 600mL まで
ごく軽度	立ちくらみ （血圧・脈拍数正常）	
軽度	軽度の頻脈 軽度の血圧低下 手足が冷たい	500 〜 1,000mL
中等度	頻脈（100回/分以上） 収縮期血圧 90 〜 100mmHg 不安・発汗・蒼白	1,000 〜 1,500mL
重症	頻脈（120回/分以上） 収縮期血圧 70mmHg 以下 極度に蒼白・四肢冷感 意識混濁 呼吸浅迫 無尿 脈拍が触れにくい 収縮期血圧 60mmHg 以下	2,000mL まで 2,000mL 以上

解説

1 輸血前検査

　外傷，出血，吐血，下血，血圧低下，腎障害，肝障害の**救急患者と外科処置を行う予定の患者は血液型（ABO, Rh）検査は必須**です．実際に輸血するかどうかを判断するためには，まず病態を把握する必要があります．チャート72 に輸血前に把握すべき患者の所見を列記しました．また，チャート73 に臨床症状から推定される出血量を記しました．

出血量に応じた輸液・輸血のスケジュール

出血量（体重60kgの男性） （循環血液量比）	輸液	輸血
600～800mL （15～20％）	乳酸リンゲル，酢酸リンゲルなど 1,200～2,400mL	なし
800～2,000mL （20～50％）	乳酸リンゲル，酢酸リンゲルなど 800～2,400mL HES，デキストラン 500mL	赤血球液 3～5単位
2,000～4,000mL （50～100％）	乳酸リンゲル，酢酸リンゲルなど 800～2,400mL HES，デキストラン 500mL[*1] 等張アルブミン製剤[*2]	赤血球液 5～15単位
4,000mL以上 （100％以上）	乳酸リンゲル，酢酸リンゲルなど 800～2,400mL HES，デキストラン 500mL[*1] 等張アルブミン製剤[*2]	赤血球液 15単位以上 新鮮凍結血漿[*3] 濃厚血小板[*4]

[*1]：出血性ショックでは，人工膠質液（HES, デキストラン）を1,000mL以上使用する必要がある時には，等張アルブミン製剤を併用する．
[*2]：ヒト血清アルブミン1回20～50mL（4～10g）または加熱ヒト血漿1回250～500mL．投与量は，急性の病態ではアルブミン値3.0g/dLを目標とする．
[*3]：生理的な止血効果を期待するための凝固因子の最少血中活性値は正常値の20～30％である．凝固因子の血中活性値を20～30％上げるためには体重60kgの患者では新鮮凍結血漿が480～720mL必要となる．したがって，100％以上の出血量でなければ実際の投与量はこれより少なくて済む場合が多い．
[*4]：血小板数を5万/μL以上に維持する．血小板製剤は1単位で2×10^{10}個の血小板を含む．
HES：hydroxyethylstarch

2 血液製剤の発注

輸血が必要と判断したら血液型検査用と交差適合試験用の採血を行い，血液製剤発注の伝票[a]とともに検体を提出し，患者から[b]承諾書を得ます．病態あるいは出血量から想定して，必要な血液製剤の単位数と種類を発注します．**発注書には輸血を必要とする病名などを記載**します[c]．また，追加発注の可能性についても輸血部（や検査部）に連絡した方がよいでしょう．輸血回路に凝集塊を取り除くフィルターを取り付けます．なお，GVHD予防のために放射線照射済製剤を選択します．

[a] 一般に交差適合試験依頼書と共通

[b] 不可能な場合は家族から

[c] 単に"出血""手術"などと書かずに，"肝破裂""腹部動脈瘤手術"と具体的な病名か状態を書きます

3 輸血開始

輸液と輸血のスケジュールを チャート74 に示します．体重60kgの場合，1,000mLまでの出血では通常輸血は行わず，輸液で代用できます．2,000〜3,000mLまでの出血に対しては，等量の赤血球製剤で対処します．さらに大量輸血が行われると凝固因子や血小板の減少に伴う出血傾向が起こるので，新鮮凍結血漿や濃厚血小板を用いることになります[d]．

輸血開始に際しては，2人で，血液製剤（番号）と患者（氏名）と交差適合試験依頼書の結果（番号）の読み合わせをします（p30, チャート10 も参照）．患者の意識がない場合，ネームバンドやベッドネームカードも併用して確認する必要もあるでしょう．**輸血開始後から15分間は副反応の発生率が高い時間帯なので十分に観察します**．

[d] 血小板製剤は病院内での在庫はなく，血液センターから取り寄せるために時間がかかります

4 緊急輸血

緊急時は，初めの数単位分の輸血は血液型一致だけで交差適合試験を行わずに払い出された製剤で輸血を開始して，数単位の輸血の間に生食法の交差試験を進めてもらうのがよいでしょう．当然，時間のかかるブロメリン法やクームス法は後追いで検査する[e]ことになります．

血液型が不明で出血性ショック状態（例えば出血量2,000mL以上で血圧が60mmHg以下で意識がなく，出血が続いている場合）に対しての**緊急輸血時には血液型を合わせずに，O型の赤血球液の輸血を行う場合がありえます（注意：可能なのはO型赤血球液だけです．異型FFP輸血を行ってはいけません）**．高度救命救急センターのある筆者らの施設では1年間に数例の緊急O型赤血球液輸血適応例がありました．しかし，血液型判定にかかる時間は5分以内，輸血認定技師は生食法による交差試験は10単位（5バッグ）を10分以内に完了します．したがって，緊急時でもできる限り，補液を開始して昇圧剤を投与し，**緊急血液検査を施行している間に血液型を判定して，血液型が一致した製剤を輸血することに努めます**．

緊急時の大量輸血では，冷たい血液による低体温障害，全血輸血による低カルシウム血症，高カリウム血症，アシドーシスなどが問題になります．

[e] 血液製剤のセグメントを残しておいてあとから通常の手順で検査を行い，不適合に相当する血液製剤でなかったことを確認します

第5章 輸血療法の実際

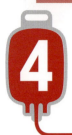

4 小児科での輸血

小児科での輸血

赤血球製剤の使用指針

1) 呼吸障害のない低出生体重児
   Hb 8g/dL 未満は適応
   Hb 8～10g/dL の場合は臨床症状により適応
2) **呼吸障害のある低出生体重児は障害の程度に応じて考慮**

投与方法 うっ血性心不全が認められない低出生体重児
- 1回の輸血量 10～20mL/kg
- 速度 1～2mL/kg/時間

注意点
- Kイオンの上昇（予防のため保存期間の短い製剤を使う）
- GVHD予防のために放射線照射済み製剤を使う
- 強い加圧による溶血を避ける

その他
- 新生児交換輸血*は赤血球製剤の合成血・全血の適応

血小板輸血開始の目安（成人に準ずる）

出血持続・DICは5万/μL，化学療法中は2万/μL，再生不良性貧血は5千/～2万/μL.

投与方法 10単位（約200mL）が最も手に入りやすいが1単位（約20mL），2単位（約40mL），5単位（約100mL）もオーダーできるので原則小分けはしない．循環血液量を80mL/kgとすると1単位（約20mL）/kgの血小板輸血で15万/μL程度の増加が期待される[10]．

新生児では10～20mL/kgを2～5時間かけて輸血．小児では50～60mL/時間（3～4時間かけて）自然落下（滴下）．

注意点 細菌感染の可能性が低いながらある．
輸血中でもバッグを時々振盪する（小児では時間がかかり，全量輸血しない場合もあるため）

新鮮凍結血漿輸血の目安（成人に準ずる）

1) PT30％以下，APTTが基準の2倍に延長，PT-INR 2.0以上
2) 低フィブリノゲン血症（150mg/dL以下）
3) 新生児では検査値に関わらず交換輸血やショックなどでは投与する場合がある

投与方法 10～15mL/時間（解凍後は3時間以内で）自然落下（滴下）

注意点 クエン酸中毒，ナトリウム負荷（増）

●**実践のためのポイント**

- 呼吸障害が認められない低出生体重児では，Hb 値が 8g/dL 未満の場合に輸血の適応があります
- 投与量，投与方法など小児独自の基準があることに注意しましょう

解説

1 使用指針（ここでの輸血対象児は出生後 28 日以降 4 ヵ月までです）

A）呼吸障害が認められない低出生体重児

1) **Hb 値が 8g/dL 未満の場合**：通常，輸血の適応となりますが，臨床症状によっては必要ありません．

2) **Hb 値が 8〜10g/dL の場合**：貧血によると考えられる臨床症状[f]が認められる場合には適応となります．

B）呼吸障害を併発している低出生体重児

障害の程度に応じて別途考慮します．

[f] 持続性の頻脈，持続性の多呼吸・周期性呼吸，不活発，哺乳時の易疲労，体重増加不良，その他

＊新生児交換輸血
● 新生児で交換輸血を考慮する病態は，高ビリルビン血症，敗血症（重症感染症），肺出血，ショック，胎児水腫，DIC，先天性代謝異常症，薬物中毒です．古典型的な適応の血液型不適合による新生児溶血性疾患は症例数が減っていて，実施例は少なくなっています
● 使用する血液は敗血症や DIC では同型の全血または合成血（RBC ＋ FFP）．ABO 不適合では O 型血または合成血（O 型 RBC ＋ AB 型 FFP）です．なお，血液センターからの全血の供給が最近は難しくなっていることを理解しておく必要があります
● 副反応として高カリウム血症や不整脈が知られています．特に注意点として，対象が低出生体重児であることや，DIC や感染症を合併していることを念頭におく必要があります

2 投与方法

採血後 2 週間以内できれば 3 日以内の赤血球製剤を使用します．

● 投与の量と速度

A）うっ血性心不全が認められない低出生体重児

1 回の輸血量は 10〜20mL/kg とし，**1〜2mL/kg/時間の速度**で輸血します．

B）うっ血性心不全が認められる低出生体重児

心不全の程度に応じて別途考慮します．

3 小児輸血特有の注意点

(1) 患児の**本人確認が難しい**ので，ネームバンド，ベッドネームなどで繰り返し確認します．命名前や双児などの場合にはより注意を必要とします．

(2) **副反応に関して，自発的な訴えができない**ので，バイタルサインの測定を輸血前，輸血開始 5 分間の（継続）観察と 15 分後の観察時に確実に行います．さらに，終了まで適宜観察を行います．

(3) **輸血後移植片対宿主病（輸血後 GVHD）**：予防のため（FFP 以外の）製剤に放射線照射が行われていることを確認します．照射後カリウムイオン濃度が上昇しますので，**新生児ではできるだけ新しい（照射後 3 日以内）の製剤を使います**．場合によってはカリウム吸着フィルターの使用を考慮します．

(4) 新生児の場合には製剤を小分けしてシリンジポンプで輸血する方法が条件付きで認められています．

第5章 輸血療法の実際

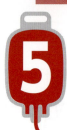

産婦人科（周産期）での輸血

周産期の病態

1. 異常・大量出血になりやすい病態
弛緩出血，癒着胎盤，前置胎盤，筋腫合併妊娠，常位胎盤早期剥離，
子宮外妊娠，多胎妊娠，ITP合併妊娠など

2. 血液型不適合妊娠
病態：胎児から母体へ赤血球移行→母が抗体産生→抗体が胎児または新生児に影響（胎児・新生児溶血性疾患：HDFN）
検査：①赤血球不規則抗体検査，②超音波検査（ドップラー法を含む），③羊水検査

3. HBV母子感染予防
HBe抗原陽性キャリア妊婦からの出生児→抗HBs人免疫グロブリン，ワクチン併用

周産期自己血輸血の実際

貯血の実際
- 側臥位で胎児モニターを装着して貯血する
- Hb 10g/dL以上で可能（非妊婦は11g/dL以上）
- 400mL採血用のバッグに200から300mLまで
- 手術（帝王切開など）予定日の4週間前から貯血開始
- 総量900mLの貯血量が目標

問題点
未使用・廃棄が多い

Memo

● 実践のためのポイント

- 分娩時に大量出血の可能性があり，危機的出血への対応が求められます（p110コラム参照）
- 血液型不適合妊娠の対応を知っておきましょう
- 前置胎盤などでは貯血式自己血輸血法が有用
- HBV母子間感染予防の知識が必要

解説

1 周産期の病態 チャート76

A) 異常・大量出血になりやすい病態

周産期は出血のリスクが高く，出血量の予測が困難です．異常・大量出血があった場合，ショック状態からDICへの進行も稀ではありません．したがって，十分な量の血液製剤を確保してから分娩や手術に臨みます．FFPとRBCの比率はFFPの量が上回ることもあります．

異常出血・大量出血のリスクが高い病態として，弛緩出血，癒着胎盤，前置胎盤，筋腫合併妊娠，常位胎盤早期剥離，子宮外妊娠，多胎妊娠，ITP合併妊娠などが知られています チャート76．

分娩時の異常出血とは経腟分娩後500 mL以上，帝王切開後1,000 mLと定義され，1,000 mL以上の出血で輸血を考慮します[11]．大量出血のリスクがそれほど高くないと予想される分娩・手術でもtype and Screen（T&S）（p108）で最低限の血液を準備して臨みます．なお，条件を満たせば貯血式自己血も可能です．

B) 血液型不適合妊娠

血液型が母児で異なる組合せで成立した妊娠を血液型不適合妊娠といいます．母親がRhD陰性で胎児がRhD陽性の例が典型です．児の赤血球抗原に対して母親が抗体をつくり，胎児または新生児の赤血球を溶血させることがあります．これが**胎児・新生児溶血性疾患（hemolytic disease of the fetus and newborn：HDFN）**です．この病気のスクリーニング検査として妊娠前期と後期の2回，赤血球不規則抗体検査を行います．また，ドップラー法を含む超音波検査や羊水検査を行う場合もあります．

安田らの症例報告解析（1990～2007年）によると，HDFNに関与する抗体では，抗D抗体単独あるいは抗C抗体

などとの複数抗体が15／56例と最も多く，抗E抗体とそれとの複数抗体が14／56例，抗M抗体が9／56例，抗Jr^{a}抗体が6／56例でした[12]．一方，ABO血液型不適合妊娠は，実際には多いのですが，重篤な例は少ないとされています．

抗D抗体の産生を防ぐために，抗人D免疫グロブリンを母体に投与します．保険適応は出産後72時間以内の投与法だけですが，RhD因子の感作を早期の段階で予防するために，妊娠28週で投与することが推奨されています．

C) HBV母子感染予防

HBe抗原陽性キャリア妊婦からの出生児を垂直感染から予防するために，抗HBs人免疫グロブリン2回とHBワクチンを3回，児に投与します．

2 周産期自己血輸血の実際 チャート77

前置胎盤，筋腫合併，帝王切開既往，赤血球不規則抗体陽性の妊婦では貯血式自己血輸血の適応があります．妊婦では体外循環血液量が増加するため，管理されている妊婦であれば一般の自己血の基準であるHb 11g/dLより低いHb 10g/dLから自己血貯血が可能です．ただし，フィブリノゲンなどの増加により凝固能が亢進しているため，400mL採血用のバッグに200から300mLまでの採血とします．

周産期の手術日は多少幅があるので，期限切れにならないように手術（帝王切開など）予定日の4週間前から35日間保存可能なCPD-A入り血液バッグに貯血します．（子宮が下大静脈を圧迫する）下大静脈症候群を避けるために，側臥位で胎児モニターを装着して貯血します．

産科の手術では出血量が予想できないため，結果として廃棄自己血が増えます．筆者の施設では，全体の約3割で自己血準備量の2/3以上を使用しましたが，全体の4割が全量を廃棄しているという現状です．

なお，婦人科疾患の手術では出血量が少ないため，輸血の必要がない場合が多く，自己血輸血はほとんど行われません．

Case Study

本例題は研修医のために過去の経験例から作られた教育的例題であり，実際の患者への対応は医師の責任で行います．

❶産婦人科症例

症例	35歳　女性．無職
既往歴	なし
家族歴	半年前に結婚
主訴	下腹部痛
現病歴	前日朝から下腹部痛を自覚．痛みが増強するため午前3時にタクシーで来院
現症	意識レベル10．顔色不良．下腹部痛．血圧60mmHg
検査成績	緊急検査WBC 5,900/μL，RBC 211万/μL，Hb7.1g/dL，Plt 38万/μL
その他の情報	腹部X線写真でイレウスの所見なし．感染症なし．下血なし．腹部超音波検査で子宮外妊娠の疑い

Q1 静脈路はすでに確保した．現段階での輸血は必要か？

A1 ここでのポイントは，出血性ショックに進む可能性があることと，緊急手術がほぼ間違いなく行われることである．血液型検査と赤血球液6単位の交差適合試験を行って2単位の輸血を開始する．残りの製剤は患者と一緒に手術室に運び入れることになる．

Memo

❷ 産婦人科症例

症例	30歳　女性．妊婦
既往歴	1妊0産
現病歴	21週の赤血球不規則抗体検査で陽性；抗Fy^{a}抗体．現在妊娠31週
検査成績	血液型はAB型Fy（a–b+）．貧血なし．胎児の発育は順調． WBC 11,900/μL，RBC 311万/μL，Hb 10.9g/dL，Plt 41万/μL

Q1 出産への血液の備えはどうするか？

A1 血液型はAB型でさらにFy（a–b+）のため頻度が0.1％程度と低いため，適合血があるかどうか日赤血液センターに確認する．本人に貧血がなく，胎児も問題がない場合には貯血式自己血輸血で対応する．当然であるが，抗Fy^{a}抗体陽性妊婦の場合，胎児・新生児溶血性疾患を念頭に置いた対応が必要になる．

> ⚠ **注意**
> **妊婦の不規則抗体**
> 不規則抗体の臨床的意義については，抗体の種類がIgMクラスだけではなく，IgGクラスの抗体があるかどうかで影響が異なります．代表例が抗M抗体です．妊婦において，IgMクラスの抗M抗体（いわゆる冷式）は胎盤を通過しないので問題ないとされていますが，実際にはIgGクラスの抗体も保有していることがあり，その場合には胎児に影響を及ぼす可能性があります．

Memo

第6章
自己血輸血とその実際

1 自己血輸血 122
2 貯血式自己血輸血の実際 126

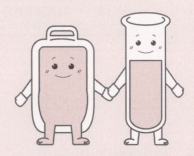

第6章 自己血輸血とその実際

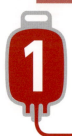

1 自己血輸血

チャート78 自己血輸血

1. 自己血輸血の適応
全身状態が良好で待機手術の患者．術中出血が600mL以上の場合がよい適応

2. 自己血輸血の種類
(1) 貯血式自己血輸血
　1) 液状保存：最も広く行われている
　2) 凍結保存：稀な血液型の場合（血液センターで保管）
(2) 希釈式自己血輸血：麻酔導入後に行う
(3) 回収式自己血輸血
　1) 術中：開心術など
　2) 術後：関節手術など

チャート79 自己血あるいは献血（同種血）の選択

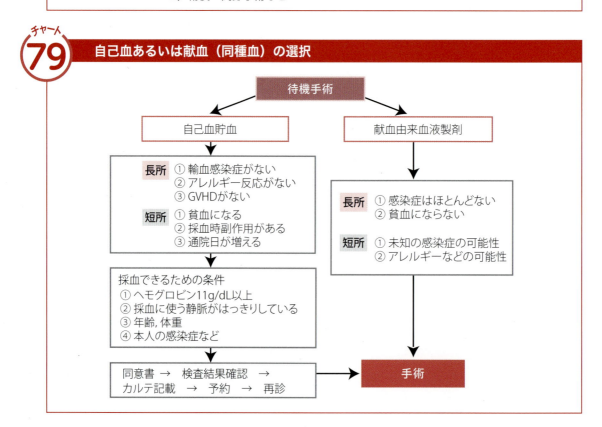

●実践のためのポイント

- 自己血輸血には貯血式，希釈式，回収式があります
- 貯血式自己血輸血は全身状態が良好な待機手術の患者で予想術中出血量が600mL以上の場合がよい適応です

解説

1 貯血式自己血輸血 チャート78

　自己血輸血は，全身状態がよい待機手術の患者において，同種血輸血に代えて施行する輸血療法です．**自己血輸血には①貯血式自己血輸血法（貯血法），②手術直前採血・血液希釈法（希釈法），③出血回収法（回収法）があります**．手術までの期間が十分ある場合には，貯血式自己血輸血がよく行われます．自己血輸血の長所・短所はチャート79にまとめてあります．これらをよく理解していただいたうえで，インフォームドコンセントを得て施行します．

　自己血輸血の適応は，**全身状態が良好で待機手術の症例**で，**術中出血量が（成人で）約600mL以上**と予想され，輸血が必要となる場合です．そのほか，稀な血液型や免疫抗体をもつ場合も適応です．**出血量が（成人で）400mL以下と予想される場合には輸血の必要がないため**，自己血を準備する意味がありません．

　貯血式自己血輸血の禁忌は，**①エルシニア菌などの細菌感染状態にある患者**—これは低温保存中でも増殖する菌の毒素が自己血輸血時に血液とともに患者に投与されるとエンドトキシンショックになる可能性があるためです．循環器疾患ではNYHA心機能分類[a]のⅡ度までは可能ですが，**②不安定狭心症**や，**③高度の大動脈狭窄症（流出路狭窄型の心筋症も同様）**は禁忌です．

　貯血式自己血輸血の副反応として，（採血終了直後に多い）**血管迷走神経反射（VVR）** ＊や**起立性低血圧**があります．その頻度は献血者と同じ程度で0.2〜2％です．初回貯血の若年女性あるいは緊張しやすい若年男性に認められることが経験上多いようです．なお，ふらつきなど軽い副反応が貯血の翌日までにあった患者の頻度は10％程度といわれています．著者の施設では，はじめから補液をして，頭位を低くして採血し，できる限りゆっくり起きあがるようにすることにより，

[a] NYHA（ニューヨーク心臓協会）心機能分類：
［Ⅰ度］心疾患があるが，身体活動には特に制約がなく日常労作により，特に不当な呼吸困難，狭心痛，疲労，動悸などの愁訴が生じないもの．
［Ⅱ度］心疾患があり，身体活動が軽度に制約されるもの；安静時または軽労作時には障害がないが，日常労作のうち，比較的強い労作（例えば，階段上昇，坂道歩行など）によって，上記の愁訴が発現するもの．

＊**血管迷走神経反射（Vasovagal reflex：VVR）**
　緊張した状況での採血直後に起こりやすい副作用．副交感神経の作用により静脈の還流量が減少し，血圧低下，徐脈，四肢冷感，失神を起こす．軽症の対策は頭を低くして臥位にすること．血圧測定，酸素吸入，血管確保，補液，硫酸アトロピンさらにはボスミン®投与を必要とする場合もある．

チャート 80 貯血式自己血バッグとラベル

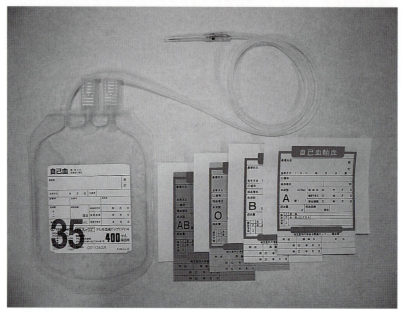

5週間（35日）保存可能なCPD-Aバッグ．
自己血（輸血）と明記したラベルを貼り，患者の氏名と生年月日を記入あるいは患者自身に書いてもらう．

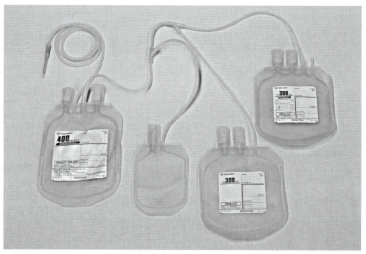

6週間保存可能なMAPバッグ．血漿を分離するための小さな袋がついている．

このような副反応の頻度を半減することができました．
　貯血量は術式に合わせ，出血予想量の80％を目標に設定します．採血は週1回で，1回あたり体重/50kg×400mL，ただし妊婦では体重50kg以上でも，凝血塊形成を防ぐため200〜300mL/1回とします．次に典型的な例の貯血量を示します．

●大腿骨頭置換術 ●両膝関節置換術 ●特発性側弯症の手術	一般的な貯血量は800〜1,200mL. 採血期間が3〜4週間になるので，5週間保存可能なCPD-A入りバッグを使用．エリスロポエチンを併用する場合もあり．
●前立腺全摘除術 　（腹式）	1,000〜1,200mLを4〜5週間で貯血する． 年齢が高い患者が多いので持病・既往に注意する．
●前置胎盤で帝王切開術	600〜900mLを3〜4週間で貯血（入院での貯血が望ましい）． 妊婦では鉄剤投与の必要性が高い． 貯血時には胎児心音モニターを必要とする．

2 (1) 希釈法，(2) 回収法自己血輸血と (3) 自己フィブリン糊

貯血式自己血輸血法は簡便な方法ですが，待機手術にしか実施できません．一方，麻酔科医の協力が得られれば，希釈法，回収法自己血輸血も選択できます．なお，貯血法と回収法は併用が可能です．

(1) **希釈法**：手術室で麻酔科医が自己血を採血し，すぐに等量から1.5倍量程度の補液をします．成人では1回600mL程度を採血することが多いようです．循環血液量を参考にヘマトクリット値（22％以上）とヘモグロビン値に注意して繰り返せば最大1,200mL程度まで採血できます．血小板や凝固因子も有効に使われます．また，術中出血する血液が希釈されているという利点があります．ただし，麻酔導入から執刀までに1時間ほど時間がかかります．

(2) **回収法**：術野から血液を吸引回収して，洗浄後フィルターを通してから，本人に戻すもので，術後にドレーンから回収した血液を使う場合もあります．脂肪組織の混入や無菌性が保たれない可能性があることが短所です．股関節，（左右同時）膝関節置換術などの際に行われます．

(3) **自己フィブリン糊**：MAP自己血バッグ（チャート80 下段写真参照）を使って採血して，血漿部分を遠心分離したものをいったん凍結して，4℃程度でゆっくり融解した際に出てくるクリオプレチピテートとよばれる凝固因子を濃縮して自己フィブリン糊として利用する方法があります．ただし，凝固促進のためにウシのトロンビンなどを使わなければならないので，この点の改良が現在進められています．

第6章 自己血輸血とその実際

2 貯血式自己血輸血の実際

解説

1 貯血式自己血輸血法の準備（器具など）

　貯血式自己血輸血のうち**液状保存法**は血液バッグ，秤，チューブシーラー（熱圧着器）以外特別な機器を必要としない簡便な方法です（図a〜c）．無菌的な操作と副反応対策を講じておくことがポイントです．

　このほか，消毒液，滅菌ピンセット，輸液，鉄剤，**救急カート（蘇生器具，酸素，アトロピン，昇圧剤）**などを準備します．

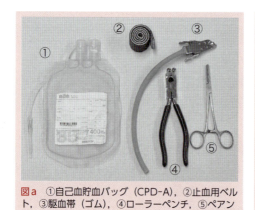

図a　①自己血貯血バッグ（CPD-A），②止血用ベルト，③駆血帯（ゴム），④ローラーペンチ，⑤ペアン

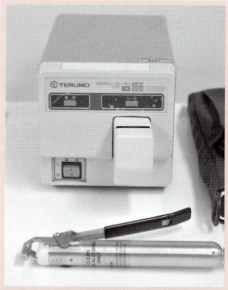

図c　チューブシーラー（チューブを溶着して閉じる，セグメントを作る装置）
手前：ハンドシーラー，奥：固定式シーラー

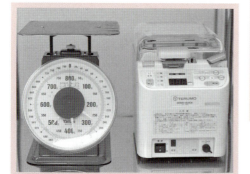

図b　左：バネ秤（落差式で採血する時使用）
右：吸引式採血装置

2 貯血前（問診，体調確認，ラベル記入など）

初回　□：チェックボックス

①**適応の再確認**（→ □予想出血量，□年齢，□感染症，□心疾患など）

②**説明と同意**（← 同意書に署名：未成年は親権者も）

③**心電図の確認**（← 術前検査として行われたものを確認）

④**血液型・不規則抗体検査の結果確認**（← 未実施の場合貯血できない）

毎回

①**問診**　□患者確認と本人が自己血バッグ用のラベルに氏名生年月日を記入（図d）
　　　　□前回の貯血後に副作用はなかったか（鉄剤の副作用は？）
　　　　□下痢・発熱・歯科治療の有無（← 下痢の場合は採血しない）
　　　　□睡眠不足ではないか
　　　　□食事は摂っているか
　　　　□内服薬について（← 定期処方薬は内服したか，抗血小板凝集剤休止）

②**測定**　□体温（← 発熱の自覚がある場合）
　　　　□血圧・脈拍数

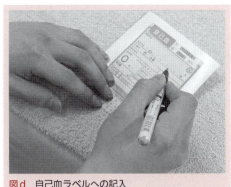
図d　自己血ラベルへの記入

3 貯血開始（血算，補液，採血，観察など）

①**検査用採血**：血算（その他CRPや血清鉄，凝固能の検査を行う場合もある）

②**補液**：ラクテック注®など細胞外液系輸液

③**滅菌（消毒）**：穿刺静脈部位の決定（動脈と正中神経の走行に注意），駆血
　□採血者は滅菌済み手袋を着用（図e）
　□70％エタノール（酒精綿）（図f）
　□10％ポピドンヨード（イソジン®）1回め（図g）
　□10％ポピドンヨード（イソジン®）2回め（乾くまで少し待つ）
　□滅菌済みハイポアルコール（イソジン®の色を取るためのもので，穿刺部位のイソジン®は拭き取らない方が良い）

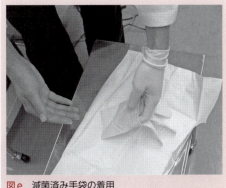
図e　滅菌済み手袋の着用

（参考）貯血終了時に補液する方法と検査採血時に静脈を確保して点滴を開始する方法がある．著者は血圧低下，血管迷走神経反射（p123参照）などの副作用の予防と発生時の対処のため，一方の静脈で血算用の採血をしてその静脈をそのまま輸液路として，反対の太い静脈から貯血をしている．

④穿刺・採血
- □針のキャップを取る前に空気の混入を避けるためにチューブをペアン，介助者の指などで圧迫して閉じておく（図h）
- □穿刺．血流が認められたらチューブを開放し，針をテープで固定
- □患者の状態の確認（→ 順調であることを知らせるなど話しかける）
- □吸引採血装置あるいは重量秤にセット（← 採血前の袋と抗凝固剤の重量を差し引く）
- □自動撹拌あるいは用手で撹拌しながら目的量まで採血
- □患者の状態の確認（→「気分に変わりないか」など話しかける）
- □目的量に達したら駆血を解除．空気の混入を防ぐためペアン等でチューブを圧迫して閉じた状態で抜針（図i）
- □滅菌ガーゼとテープあるいは止血バンドで15分から30分間止血（図j）
- □自己血バッグ用のラベルをバッグに貼り，セグメントを作る
- □数分間の撹拌を追加

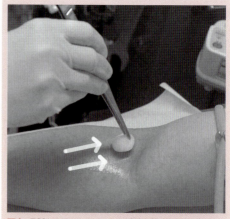

図f　70％エタノールによる消毒（矢印方向に）

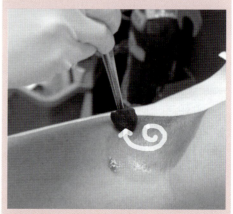

図g　ポピドンヨードによる消毒（円を描くように）2回

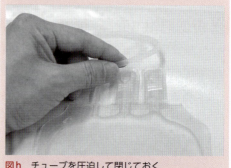

図h　チューブを圧迫して閉じておく

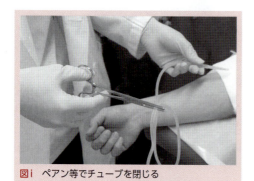

図i　ペアン等でチューブを閉じる

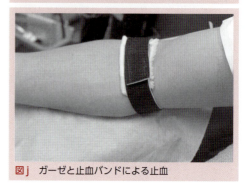

図j　ガーゼと止血バンドによる止血

禁止行為：患者に針を刺したままでシーラーに通電することは危険です（図k）．

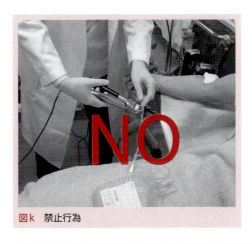

図k　禁止行為

4 貯血後（観察，補液，鉄剤投与など）

①**患者の状態の確認**（← 気分不快の訴え，顔色不良，あくびに注意．血圧測定）

②**15分間の観察**：時間内は補液を続行する（最大量500mLまで）

③**鉄剤投与**：**経口鉄剤の適さない例**は静注用錠剤投与とする

> 初回　15分間の観察期間終了後に静注用鉄剤を開始する（p130，コラム参照）

> 2回め以降　初回鉄剤の副作用がなければ，15分間の観察期間内に鉄剤を開始してよい

④**エリスロポエチン製剤：必要例のみ**

エリスロポエチンを使用する場合：鉄剤投与終了後の観察時間内に行うか，観察時間を延長して注射する．エリスロポエチン製剤の投与法は皮下注と静注がある（用法はp131の整形外科症例①を参照）．

(参考) 細胞外液系輸液は理論上1/4が血管内にとどまるにすぎないので500mL補液しても400mL採血量に相当する循環血漿量を補うことはできない．副反応対応用の血管確保と後の静注鉄剤投与経路として利用するために補液を続行する．

5 終了退室時（諸注意）

①**止血確認**

②**副反応の対処法の説明**：めまい，ふらつき，気分不快などがないことの再確認と，その場合の対処（横になり頭を低くする），改善しない場合は病院の受診を指示．

③**当日の注意事項**（入浴，飲酒，喫煙，運動，運転等をさけるように指導）

④**医療費請求処理**（自己血輸血は保険適応があり採取時と使用時に請求する）

6 輸血（検査）部門の対応

①**保管**：他の血液と区別して4℃で保管（患者ごとに保管量，保管期限を伝票等で管理）

②**交差適合試験**：手術前に交差適合試験を（自己血でも）行う（← 製剤の確認および取り違いを防ぐ安全対策の意味がある）

③**期限切れ，未使用の対応**：使用せずに期限に達した場合は院内ルールにもとづき廃棄

Column

鉄剤投与のノウハウ

自己血貯血中には多くの場合，鉄欠乏状態となるので鉄剤投与は必須です．胃腸障害などの副作用で内服ができない場合は，静注用鉄剤を用います．ただし，経口鉄剤と重ねて静注投与することは（保険適応上）認められていません．

なお，静注剤は一般に含糖酸化鉄の注射液なので配合変化が起こりやすく，希釈する場合には，生理食塩液ではなくブドウ糖注射液で5～10倍にしてすぐに使います（急速静注という意味ではありません．ブドウ糖液でも希釈後時間が経つと配合変化してしまうからです）．

また，濃度の高い糖で希釈すると血管痛があります．著者の施設では，フェジン静注®を3アンプル以上投与する場合には5%ブドウ糖液100mLプラボトルに混ぜて静注しています．

400mLの貯血では約200mgの鉄が減ることになります．これを静注用鉄剤で補おうとすると，例えばフェジン静注®の鉄含有量は40mg/2mL（1アンプル）ですから，計算上5アンプルの静注が必要です．しかし，実際には，この薬剤の常用量は「通常成人の1日投与量は40～120mg」と定められており，電子カルテの処方量制限プログラムなどで3アンプルまでに制限されてしまうことが多いようです．また，鉄は排出される機構がないため，静注での過剰投与は肝臓等に蓄積し，障害を起こす可能性があり心配です．そこで，著者の施設では貯血前に鉄欠乏性貧血の既往がない患者さんの場合，貯蔵鉄と食物からの鉄の供給があることに期待して，通常は1日投与量を120mgまでにしています．

Case Study

本例題は研修医のために過去の経験例から作られた教育的例題であり，実際の患者への対応は医師の責任で行います．

❶ 整形外科症例

症例	67歳　男性．無職
既往歴	なし
家族歴	特記すべきことなし
主訴	右股関節痛
現病歴	海外旅行中転倒し，右大腿骨頭骨折．現地の病院で人工関節置換術を受けた．帰国後も長く痛みが続くため，紹介来院
現症	意識清明．松葉杖歩行可能．血圧158〜80mmHg．体重60kg
検査成績	WBC 6,900/μL，RBC 359万/μL，Hb 12.0g/dL，Plt 38万/μL
その他の情報	CRP陰性．感染症なし

Q1 再手術の予定であるが輸血はするかどうか？準備量は？

A1 本症例は人工関節のサイズが日本人の体格にあっていないことが痛みの原因と推定され，再置換手術となった．輸血については，自己血輸血を選択できることを患者に説明すべきである．
　股関節の再置換手術の術中と術後数日間の予想出血量は1,200〜1,600mL程度になる．このため3週間以上かけて自己血を1,200mL貯血する．ただし，Hb12.0g/dLであることから，鉄剤のほかエリスロポエチンを用いる必要があると考えられる．エリスロポエチン*製剤は週3回，1回6,000Uを静注または週1回のみ投与の場合は24,000Uを皮下注する．高血圧症では血圧の上昇に注意する．

＊エリスロポエチン
　エリスロポエチンはシアル酸を含む分子量4万の糖タンパクで赤血球産生調節液性因子です．酸素濃度に依存して腎臓から分泌されています．遺伝子組換えヒトエリスロポエチン製剤（以下EPO）は腎性貧血のほか，貯血式自己血輸血患者の一部に使われます．
　具体的には，初回採血時のHb値が13g/dL以下で800mL以上貯血が必要な患者が対象です（一般にHb値11g/dL以下は自己血輸血の適応ではなくなります）．EPO投与なしで必要十分量の貯血が可能な患者は対象とはなりません．また，EPO製剤に過敏症の患者，血栓塞栓症（心筋梗塞，肺梗塞，脳梗塞等）患者では投与禁忌や慎重投与となっています．

❷胸部外科症例

症例	60歳　男性．無職
既往歴	肺結核
家族歴	特記すべきことなし
主訴	胸痛，呼吸苦，発熱
現病歴	20年前肺結核で治療．1ヵ月前から胸痛と微熱を自覚．精査目的に紹介入院
現症	意識清明．PaO_2 97％．血圧138〜82mmHg
検査成績	WBC 9,900/μL，RBC 482万/μL，Hb 14.0g/dL，Plt 58万/μL
その他の情報	CRP陽性．LDH高値．胸部X線で右上肺野に空洞を認める．結核菌検出されず．諸検査の結果，肺化膿症疑いにて手術を行うことになった

Q1 手術時の輸血を自己血で行えるかどうか患者から質問があった．答えは？

A1 ここでのポイントは，細菌による炎症が続いていることである．したがって，細菌やエンドトキシンで汚染された自己血を戻すことは避けるべきであり，自己血の適応ではない．膿胞切除であれば出血量も400〜600mL程度と推測される．T&S（→p108）で手術に臨むのが一般的であろう．

❸心臓血管外科症例

症例	40歳　男性
既往歴	気管支喘息
現症	大動脈弁置換手術前に自己血を貯血することになった 血圧150〜100mmHg．不整脈なし
検査成績	Hb 15.0g/dL
その他の情報	400mL貯血終了後，起立時にふらつき，気分不快を訴えた．血圧は60mmHgに低下．徐脈，四肢冷感

Q1 この病態は何か？　また，どのような処置を行うべきか．

A1 血管迷走神経反射およびショック状態である．軽症の場合には頭を低くして臥位とする．血圧測定，酸素吸入，血管確保で改善しない場合には，硫酸アトロピンさらには昇圧剤投与を必要とする場合もある．意識レベルの変化に注意して必要なら気道確保（挿管）の準備も行う．なお，心臓血管外科手術患者の貯血ではECGモニターを行いながら貯血すべきである．

第7章

移植医療，細胞療法

1 造血幹細胞移植 ……………………………………………… 134
2 細胞免疫療法 ………………………………………………… 140
3 HLA …………………………………………………………… 142
4 臓器移植 ……………………………………………………… 148

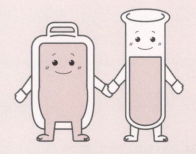

第7章 移植医療，細胞療法

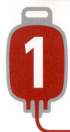

1 造血幹細胞移植

チャート81 造血幹細胞移植の種類

▶造血幹細胞移植とは，血液細胞のすべての種類（赤血球，血小板，白血球，リンパ球など）に分化可能な多能性造血細胞（**CD34陽性**）を治療の目的で静注すること

  1）骨髄移植（同種，自己）
  2）末梢血幹細胞移植（同種，自己）
  3）臍帯血移植（同種）

解説

1 造血幹細胞移植の概要

 造血幹細胞移植には，同種骨髄移植（血縁者間と非血縁者間），自己骨髄移植，臍帯血移植，同種末梢血幹細胞移植，自己末梢血幹細胞移植があります チャート81 ．自己は自家ともいわれます．非血縁者間の骨髄移植は"骨髄バンク"，臍帯血移植は"臍帯血バンク"を介して造血幹細胞が供給されます．

 日本造血細胞移植学会の平成28年度全国調査報告書によると，2015年の血縁者（兄弟などが提供者）からの末梢造血幹細胞移植数は932，骨髄移植は301でした．非血縁ドナー（いわゆる骨髄バンクドナー）からの末梢造血幹細胞移植数は55，骨髄移植は1,175，臍帯血移植は1,251でした[13]．今後，非血縁ドナーでも末梢血幹細胞移植件数が増えるといわれています．なお，自家造血幹細胞移植数は1,885ですが，固形癌の治療にも応用されているので，実際にはもっと数は多いようです．

● **実践のためのポイント**
- 造血幹細胞はCD34陽性の多能性造血細胞
- 主に血液の癌，固形癌の化学療法後に移植されます

A) 骨髄（細胞）採取と移植の流れ

骨髄採取は認定された施設の手術室において全身麻酔下で行ないます．後腸骨を中心に専用穿刺針と注射器で採取します．有核細胞数が採取量の基準であり3×10^8個/レシピエント体重kgまで採取します（そのほかドナーのHb値に準じた採取限界もあります）．なお，ドナーは事前に自己血貯血をしておきます．採取した骨髄から骨片などの混入を減らすために専用のフィルターを通してからバッグに集めます．

ドナーの骨髄採取と同時に患者さん（レシピエント）の化学療法や放射線療法が進められているので，採取した骨髄はレシピエント側の担当医が採取施設まで取りにきて，その日のうちにレシピエントに輸注します．

B) 末梢血幹細胞採取と移植の流れ

末梢血幹細胞採取では有核細胞数ではなく，採取前の末梢血と採取した単核球のCD34についてフローサイトメーターで測定して，採取時期と採取量の参考にします．CD34は造血幹細胞の表面マーカーのひとつです．

自己末梢血幹細胞採取の場合，動員化学療法後に末梢白血球数が10,000/μL（あるいは単核球数が1,000/μL）以上に増加した時点で，CD34陽性細胞数を測定し，10個/μL以上あることが確認できた**翌日**からアフェレーシス装置で採取します．前日のCD34陽性細胞数が10〜20個/μL以上あれば8〜4Lの血液処理量で，CD34陽性細胞数が2×10^6個/レシピエント体重kg以上という一般的な移植必要数に達します．動員にG-CSF製剤（granulocyte colony stimulating factor）（右**図**とp138参照）とCXCR4ケモカイン受容体拮抗薬を用いることがあります．

同種末梢血幹細胞採取（バンク非血縁ドナーと血縁ドナー）の場合，G-CSF製剤を3日間投与後，4日目と5日目に採取できます．

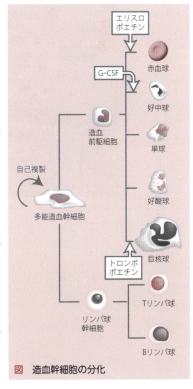

図 造血幹細胞の分化

チャート82 造血器腫瘍における同種骨髄移植あるいは臍帯血移植

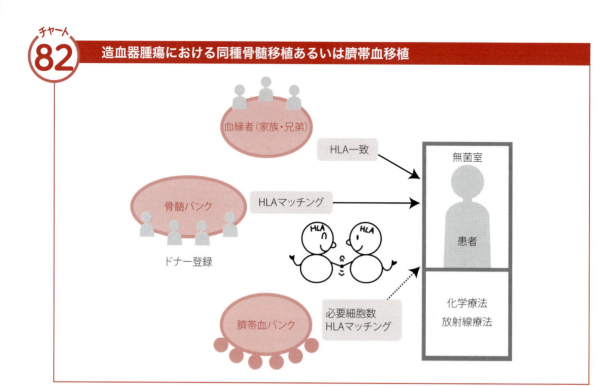

チャート83 持続遠心式血球分離装置

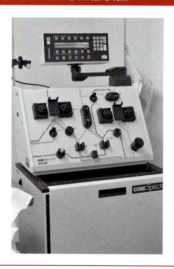

遠心ローター部

採血時副作用防止には，グルコン酸カルシウム注射液（カルチコール）を持続投与することで，ACD-A液中のクエン酸による低カルシウム血症を回避できます（第8章p157，解説 4 参照）．採取した単核球入りのバッグからサンプルをとって，単核球数とその中のCD34陽性細胞数を確認しておきます．採取した単核球は凍害保護液と混ぜて，マイナス80℃以下で保存します．骨髄移植と異なり凍結保存するため，一般に採取と移植は同日ではありません．

2 造血器腫瘍における移植 チャート82

血液疾患における同種骨髄移植は，造血器悪性腫瘍を含む骨髄全細胞を抗癌剤あるいは放射線療法により死滅させ，そこに同種の造血幹細胞を輸注して骨髄の造血細胞を再構築するというものです．

近年，造血幹細胞の提供者が見つからない場合には，**臍帯血移植**も試みられるようになりました．臍帯血移植における問題点はレシピエントが成人の場合，移植に必要な細胞数を満たすバンク保存の臍帯血が少ないということです．

臍帯血の造血幹細胞はより未分化なものが多くHLA抗原（7章-3参照）のマッチングでは4/6抗原一致でも生着が可能との報告もあるため，HLA完全一致よりも（移植できる）細胞数を優先して選択することにより，結果としてHLAミスマッチの移植症例が増えていますが，これによる治療成績への影響はまだわかっていません．

最近増加しているのが，末梢血から幹細胞を分離して用いる手法です．**末梢血幹細胞は持続遠心血球分離装置** チャート83 **で献血の成分採血（apheresis）** ＊（次頁に解説）と同様の方法で集められるため，採取時の負担が骨髄採取よりも軽く，まず，自己骨髄移植に代わって施行されるようになり，最近同種骨髄移植に代えて導入されることが決まりました．ただし，健常人に対して幹細胞動員のために3日間程度，リコンビナント**G-CSF**＊**(granulocyte colony stimulating factor)**（次頁に解説）製剤を注射するため，ドナー保護の観点からフォローアップを行います．

チャート84 固形癌における自己末梢血幹細胞移植併用大量化学療法

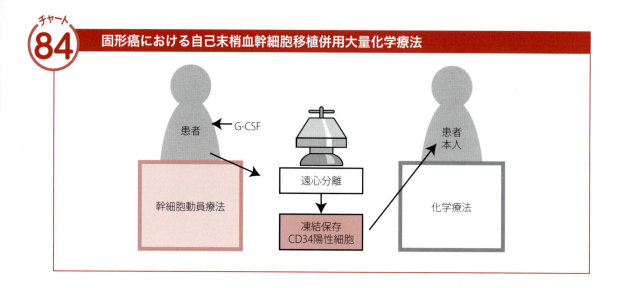

＊成分採血（apheresis）
　輸血医療における成分採血は，① 血小板製剤用の（献血）採血，② 単核球採取，③ 顆粒球採取または除去，④ ドナーリンパ球輸注療法用の採血（細胞免疫療法の項，p140参照）で行われています．チャート83のような，持続遠心分離装置を組み込んだ機械に血液をいったん取り出し，必要とする血球成分を遠心分離法により採取して，残りの血液成分を体に戻すしくみです．国内の血小板製剤は，この成分採血で行われています．一方，単核球採取はその分画に数％含まれる末梢血幹細胞を採取するために行われます．

　なお，血漿交換や透析もapheresisとよばれることがあります．

＊G-CSF（顆粒球コロニー刺激因子）
　分子量約20kDで生体内では単球や線維芽細胞や内皮細胞が産生する．骨髄中の顆粒球（GM-CSFはこれに加えマクロファージ）の前駆細胞に作用して分化増殖を起こす．また間接的に多機能造血幹細胞を骨髄から末梢に動員する作用がある．

Memo

3 固形癌における自己末梢血幹細胞移植併用大量化学療法 チャート84

　自己末梢血幹細胞移植は，抗癌剤による大量化学療法を行った後の骨髄救済のために，事前保存しておいた自己末梢血幹細胞を利用するものです．造血器腫瘍では骨髄に腫瘍細胞がない病態，たとえば悪性リンパ腫などに適応があります．固形癌では，抗癌剤に感受性がある進行卵巣癌などがよい適応です．

　標準量よりも大量の抗癌剤を投与することにより，腫瘍縮小が期待されるものの，その後の骨髄抑制期間が長引くと治療関連死（感染症，出血による）をもたらす可能性があります．この問題に対処するために，標準量の化学療法で軽度骨髄を抑制し，骨髄の回復期に末梢に出てくるCD34陽性細胞群に含まれる造血幹細胞をいったん採取・凍結保存して，大量あるいは準大量化学療法施行時に移植するというものです．その後腫瘍の縮小を確認して手術療法を行います．これにより生存期間が延長するという成績が得られています．

Column

血液型が変わることがあるか？

　血液型が後天的に入れ替わる例とは，血液型違いのドナーからの造血幹細胞移植を受けた場合です．造血幹細胞移植ではHLAの一致が優先しますので，血液型が入れ替わることは稀ではありません．キメラ（レシピエントとドナーの細胞が共存する状態）の場合は，オモテ・ウラ検査不一致になります．移植から生着までの血液型の移行期に行う輸血では主治医と輸血部との間で緊密な連絡が必要となります．

　稀な場合として，腎移植などの臓器移植時に持ち込まれたドナーのB細胞が生着してドナー型の抗体を作り続ける場合があります．この場合もオモテ・ウラ検査不一致となり，血液型が替わったようになります．

　その他，「後天性B」は細菌の産生する酵素により抗原が変化し，検査用B型血清が反応してしまい，A型の患者がAB型に一時的に血液型が変化するようにみえます．

第7章 移植医療，細胞療法

2 細胞免疫療法

チャート85 細胞免疫療法の臨床応用例

1. **養子免疫療法（LAK）**
   進行肺癌，進行卵巣癌などで試みられている

2. **ドナーリンパ球輸注療法（DLI）**
   慢性骨髄性白血病で効果をあげている

3. **樹状細胞療法**
   悪性黒色腫などで有効との報告がある

解説

1 養子免疫療法

　細胞性免疫を利用した固形癌に対する治療のひとつとして，1980年代から養子免疫療法（adoptive immuno-therapy）が施行されています．養子免疫療法とは癌患者の末梢血からリンパ球系のLAK細胞（lymphokine activated killer）を培養・増殖し，病巣局所や静脈内に移入し，この細胞の持つ抗腫瘍効果により，癌患者の予後改善を図るものです．

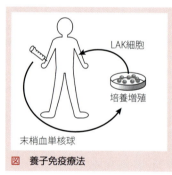

図　養子免疫療法

2 ドナーリンパ球輸注療法（donor lymphocyte infusion：DLI療法）

　慢性骨髄性白血病（chronic myeloid leukemia：CML）で同種骨髄移植後の再発症例に対する治療法として，同一ドナーのリンパ球を（再）輸注する細胞治療です．ドナーの末梢リンパ球またはbuffy coat（遠心分離に生ずる白血球層）を骨髄移植の1～6ヵ月（平均的には4ヵ月）後に輸注します．

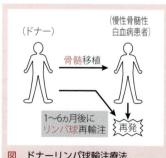

図　ドナーリンパ球輸注療法

● 実践のためのポイント

- 細胞を用いた治療は厚生労働省の認める先進医療としてすでに行われています
- 民間細胞療法との区別が必要です

3 樹状細胞療法

　単球，マクロファージあるいは樹状細胞は，抗原提示能を持つ細胞として重要な機能を果しています．また，これらの細胞は，IL-1β，TNFαやIL-12[a]などのサイトカインやリンホカインの産生能も高く，サイトカインネットワークの中心的な役割を果している細胞群です．癌免疫においても，癌抗原が抗原提示細胞のMHCクラスI分子上に提示され，これをCD8陽性のCTL（cytotoxic T lymphocyte，細胞障害性Tリンパ球）が認識すれば，癌抗原排除に働くという機構が存在しています．

　しかし，担癌患者ではこの機序が抑制され，T細胞がトレランス（免疫寛容）に陥っている可能性があります．これを回復する手段のひとつとして，特異的抗原の供給と抗原提示細胞の再活性化をすることにより，抗原提示細胞の数の増加，抗原提示能の亢進，MHCと抗原ペプチドの密度の上昇，抗原とMHCの結合親和力の増強からT細胞を活性化するという方法が試みられています．

[a] IL-1β：interleukin-1β（インターロイキン1β）
TNFα：tumor necrosis factor α（腫瘍壊死因子α）
IL-12：interleukin-12（インターロイキン12）

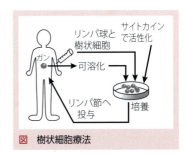

図　樹状細胞療法

4 固形癌に対する同種造血幹細胞移植

　本移植方法は，graft-versus-tumor（GVT）効果を転移性固形癌の治療に応用するという試みです．GVT効果とは，移植されたリンパ球（主にCD8陽性T細胞）が，宿主の腫瘍細胞を障害する効果です．腫瘍が固形癌の場合GVT，血液癌の場合GVLということがあります（p35参照）．

5 再生医療への応用

　同種造血幹細胞移植後の急性GVHDを治療するヒト間葉系細胞は同種（他人）からの骨髄液を拡大培養したもので，再生医療の一つとしてすでに利用されています．

第7章 移植医療,細胞療法

3 HLA

チャート86 HLA抗原/白血球型

▶ HLA抗原は,1958年に輸血医学の研究者 J. Dausset が輸血患者血清中に抗白血球凝集抗体を発見したことに始まる.

種類
1. HLA-A,B,C抗原(クラスⅠ抗原)
   有核細胞,血小板上に発現,CD8$^+$T細胞に抗原提示
2. HLA-DR,DQ,DP抗原(クラスⅡ抗原)
   B細胞,単球,活性化T細胞などに発現,CD4$^+$T細胞に抗原提示

特徴
1. 多型
2. 同種免疫反応において強い免疫原性を示す

チャート87 Tricomplex モデル

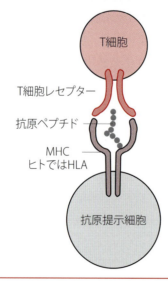

T細胞はMHC分子上に提示されたペプチドとMHCを認識する

● **実践のためのポイント**
- HLAは免疫反応の基本となる分子で多型があります
- 移植医療でのHLAの理解は大変重要です

解説

1 HLA (human leukocyte antigen) チャート86

　HLAとは免疫反応，自己と非自己の識別などにかかわる機能分子で，ヒトの主要組織適合性抗原複合体（major histocompatibility complex：MHC）＊のことです．白血球以外の細胞にも存在しますが，通常HLA（human leukocyte antigen）とよばれています．**輸血医療では抗HLA抗体陽性患者への対応，移植医療ではHLAの一致という観点から重要です．**

　移植医療には"臓器移植"と"造血幹細胞移植"があります．日本でも1997年に"臓器の移植に関する法律"が施行され，それまでの心停止後の臓器移植と生体臓器移植に加えて，脳死体からの成人における多臓器移植が可能になりました．また，骨髄移植療法を中心とする造血幹細胞移植は，末梢血幹細胞移植と臍帯血移植症例数が増加傾向にあります（p134参照）．これらの移植医療にも輸血部はチーム医療の一員として関わっています．移植後の輸血療法はもちろんですが，移植前検査として特に重要なHLAの検査を行っています．現在，HLAの検査はおもに（遺伝子）DNAタイピング法で行われています．

　臓器移植，造血幹細胞移植ともに拒絶反応の克服が最も重要です．このためにはドナー（提供者）とレシピエント（宿主）のHLAをすべて一致させるのが理想です．ただし，臓器移植では腎移植を除いて，ドナーとレシピエントの血液型一致が優先されて，HLAについては一致させていません．これは提供臓器数の少なさと移植までの時間を短くしなければ間に合わないためです．

＊**major histocompatibility complex：MHC**
　MHCは，三次構造で形成されるポケットにプロセッシングされた抗原ペプチドを挟み込んで抗原提示を行います．このペプチド配列の一部のエピトープとよばれる部分とMHCがT細胞レセプターに認識されます．チャート87．また，細胞障害性T細胞の標的分子となります．HLAとはヒトのMHCのことで，すべての有核細胞に発現しているクラスⅠ抗原（HLA-A, B, C）とマクロファージ，樹状細胞，B細胞，T細胞など一部の細胞に発現しているクラスⅡ抗原（HLA-DR, DQ, DP）がよく知られています．これらは第6染色体上にコードされ，遺伝子多型を示します．血小板上にはクラスⅡ抗原は発現していません．

①HLA抗原検査の適応 / ②抗HLA抗体検査の適応

① HLA抗原検査（HLAタイピング）の適応

- ドナー/レシピエント間の適合性判定
  - 血小板輸血
  - 臓器移植，特に腎移植
  - 造血幹細胞移植
- 各種疾患のHLA検査（自己免疫疾患や癌との相関）
- 法医学検査
- 人類遺伝学

② 抗HLA抗体検査の適応

輸血，臓器移植，妊娠分娩により，抗HLA抗体が産生されることがある

- 血小板輸血不応状態
- 非溶血性副反応
- 臓器移植
- 超急性拒絶反応
- 造血幹細胞移植

HLAと関連する疾患の例（日本人）[14]

疾患	HLA	備考
ナルコレプシー	DRB1＊15:01　DQB1＊06:02	過度の眠気発作などの睡眠障害の病気
強直性脊椎炎	B27（日本ではB＊27:04とB＊27:05）	仙腸関節と脊椎が慢性炎症の後硬化する
ベーチェット病	B＊51:01	ブドウ膜炎，口腔陰部潰瘍などの症候群
関節リウマチ	DRB1＊04:05	慢性の多関節炎

Memo

2 HLA検査 チャート88

A) HLA抗原（特異性）の検査

以前はHLA-A，B，C抗原およびDR，DQ抗原は，妊産婦抗血清，マウスモノクローナル抗体を用いたリンパ球細胞障害試験（lymphocyte cytotoxicity test），あるいはhomozygous typing細胞を刺激細胞とした一次混合リンパ球反応（MLR：mixed lymphocyte reaction）により決定されていました．近年，DNA解析システムが整い，HLA検査は血清学的決定法からDNAタイピング法に移行しました．

B) HLAアリル（対立遺伝子）の検査

HLA抗原はそれぞれを規定する遺伝子に多型があります．PCR（polymerase chain reaction）法が開発されてから，第6染色体のHLA領域の遺伝子増幅が可能になり，現在下記のような方法でHLAが決定されています．それぞれの方法の詳しい内容についての理解は研修医には求められていませんが，移植に関する論文を読む時には必要でしょう．

● SSP法 sequence specific primer 塩基配列特異的プライマー法	対立遺伝子間で塩基配列の特異的な領域にプライマーを設定し，その領域の増幅の有無によって判定する方法です．
● SSOP法 sequence specific oligonucleotideprobe 塩基配列特異的オリゴヌクレオチドプローブ法	塩基配列特異的オリゴヌクレオチドプローブ（SSOP）をPCR増幅産物と結合させて配列の一致を検出する方法です．
● RFLP法 restriction fragment length polymorphism 制限酵素切断片長多型検出法	特定の塩基配列を認識して切断する制限酵素を用いて，その切断，非切断の断片長の違いを電気泳動により検出する方法です．
● SSCP法 single strand conformation polymorphism 一本鎖DNA高次構造多型解析	特異的プライマーで増幅した二本鎖DNAを一本鎖に解離させ，電気泳動パターンで識別する方法です．
● PCR-SBT法 sequence-based typing ダイレクトシークエンス法	DNAシークエンサーにより塩基配列を直接決定する方法です．

3 HLA抗原（特異性），対立遺伝子（アリル）の表記法

　血清学的にHLA抗原の特異性を規定する場合は，A24，B52，DR4，DQ9のように表記しますが，DNAタイピングの場合は，A*24:02，B*52:01，DRB1*04:05，DQB1*09:01というように，遺伝子座名とアリル番号の間に*マークを付けて表記します．対立遺伝子（アリル）は通常4桁の番号で示されて，上2桁は原則的にこれまでの血清学的特異性に対応し，下2桁はその抗原グループでの番号を示します．クラスI抗原は分子構造上，α鎖遺伝子のみに多型を示しているので遺伝子名A，B，Cwのすぐ後に*マークを付けます．クラスII抗原では，α鎖遺伝子，β鎖遺伝子それぞれに多型を示すため，抗原遺伝子DR，DQの後に，A1，B1などと表記し，その後に*マークが付き4桁の番号で対立遺伝子を示します．

4 HLAと疾患 チャート89

　自己免疫疾患などの難病といわれる疾患の原因ひとつにHLAが関与しているとする報告があります．チャート89には，HLAと相関がある代表的な疾患を示しました．HLAの関与を説明するものに，①**免疫応答説**と，②**連鎖不平衡説**があります．①免疫応答説は，HLAが抗原提示に関わる重要な免疫分子であることから，この免疫反応の差異が疾患の引き金になるという説です．②連鎖不平衡説ではHLA遺伝子と疾患を引き起こす真の遺伝子が連鎖している場合に，これが相関関係として検出されるという説です．

5 抗HLA抗体

　抗HLA抗体は，過去の輸血により産生された他人のHLA抗原に対する抗体です．血液疾患や慢性腎不全では頻回に輸血を受けるため赤血球のみならず白血球に対する抗体ができやすくなります．白血球抗体のほとんどが抗HLA抗体です．この抗HLA抗体を持つと，血小板輸血の際に不応状態になったり，臓器移植の際に不利に作用する可能性があります．なお，濃厚血小板はHLAクラスIを合わせたIr-HLA-PC-LRを予約入手すること．

Memo

第7章 移植医療, 細胞療法

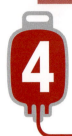

4 臓器移植

チャート90 各臓器移植の適応と移植数など

心臓移植
- 適　応　拡張型心筋症, 拡張相肥大型心筋症など
- 移植数　11件/2008年, 44件/2015年
- 備　考　ドナー不足と小児移植の制限の問題

肝臓移植
- 適　応　劇症肝炎, 先天性肝・胆道疾患, 原発性胆汁性肝硬変症など
- 移植数　510件（生体505）/2006年, 448件（生体391）/2015年
- 備　考　日本は生体肝移植が多い

腎臓移植
- 適　応　腎不全（活動性の感染症や悪性腫瘍の合併をのぞく）
- 移植数　1,224件（生体1,037, 献腎163, 脳死24）/2007年,
　　　　　1,661件（生体1,494, 献腎63, 脳死104）/2015年
- 備　考　待機患者の増加

膵臓移植
- 適　応　腎不全合併糖尿病, I型糖尿病で長期間コントロール困難例
- 移植数　6件/2008年, 36件/2015年
- 備　考　膵腎同時移植の場合もある

肺移植
- 適　応　原発性肺高血圧症, 特発性線維症, アイゼンメンジャー症候群など
- 移植数　25件（生体11, 脳死14）/2008年,
　　　　　61件（生体16, 脳死45）/2015年
- 備　考　両肺移植と片肺移植の場合がある

Memo

解 説

2009年に改正臓器移植法案が国会で可決されましたが，日本での臓器移植はドナー不足が依然として大きな壁となっています．

A) 心臓移植

心臓移植の適応は，従来の治療法では救命・延命できない①拡張型心筋症，拡張相肥大型心筋症，②虚血性心疾患，③その他学会で検討する基準を満たす症例，となっています．

米国は年間心臓移植2千件以上であるのに対して，国内移植件数は2006年10件，2010年23件，2015年44件です[15]．現在も，ドナー不足が大きな問題となっていますが，2009年の法案成立後増加しています．

B) 肝臓移植

肝臓移植の適応は，従来の治療法では余命1年以内の①劇症肝炎，②先天性肝・胆道疾患，③先天性代謝異常症，④Budd-Chiari症候群*，⑤原発性胆汁性肝硬変症，⑥原発性硬化性胆管炎，⑦その他―肝硬変，肝細胞癌，移植以外に治療法がない疾患です．

国内の移植件数は2015年448件（生体移植391，脳死移植57）です．2016年に神戸の病院が生体肝移植患者の死亡が相次いだため閉院となったことは，臓器移植の難しさを表しています．

> **＊Budd-Chiari症候群（バッド・キアリ症候群）**
> 肝臓の血管は動脈と静脈と門脈がある．この門脈の圧が高くなる（門脈圧亢進症）症候群で原因不明の肝静脈あるいは肝大動脈の狭窄による一次性と腫瘍などによる閉塞の二次性がある．浮腫，腹水貯留，食道静脈瘤，肝障害の症状を認める．

C) 腎臓移植

腎臓移植の適応は，活動性の感染症の合併，悪性腫瘍の合併をのぞく腎不全です．透析患者の増加とともに待機患者が増加して待機期間も長くなっています．

国内移植件数は2006年1,136件（生体939，献腎181，脳死16），2015年1,661件（生体1,497，献腎63，脳死104）です．非血縁者間生体移植の増加，たとえば夫婦間の移植を問題視する声もあります．

D) 膵臓移植

膵臓移植の適応は，①腎不全合併糖尿病，②Ⅰ型糖尿病で長期間コントロール困難例です．

国内の移植件数は2006年9件，2007年26件，2015年36件です．膵腎同時移植の場合もあります．

E) 肺移植

肺移植の適応は①原発性肺高血圧症，②特発性線維症，③好酸球肉芽腫症，④びまん性汎細気管支炎，⑤アイゼンメンジャー症候群*，⑥慢性血栓症性肺高血圧症，⑦多発性肺動静脈瘻，⑧α-1アンチトリプシン欠損型肺気腫，⑨嚢胞性肺線維症，⑩その他—肺気腫，気管支拡張症，閉塞性細気管支炎などがあります．

移植件数は増加しており2006年7件（生体4，脳死3），2010年36件（生体11，脳死25），2015年61件（生体16，脳死45）です．両肺移植と片肺移植の場合があります．

T細胞のみならずB細胞の免疫反応も抑える免疫抑制剤の利用により臓器移植の生着率と患者の予後は年々改善してきています．

> *アイゼンメンジャー症候群（Eisenmenger 症候群）
> 先天性の心室中隔欠損や動脈管開存症により肺血管血流が持続的に多くなり，ついには肺高血圧症となった状態．

Memo

第8章
献血とアフェレーシス

献血の実際 152

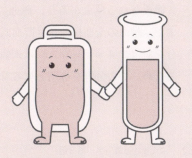

第8章 献血とアフェレーシス

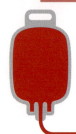

献血の実際

献血の実際

1. 健康診断
　　　①献血申込書（診療録），②問診票，③前検査
　　　　　　　　　　　↓
　　　①～③をもとに検診医が献血者の健康診断を行う

2. 基準判定
　　　献血者保護のための「献血者の選択基準」 チャート92 と
　　　受血者保護のための「受血者保護基準」がある

3. 採血
　　　　　　　　　　検査用採血
　　　　　　　　　　　↓
　　　　　検診医が最終的な採血適否を決定
　　　　　　　　　　　↓

4. 採血方法　（1）全血採血法と（2）成分採血法がある

5. 副作用対応

解説

1 献血の実際

　日本は輸血用血液製剤（赤血球，新鮮凍結血漿，血小板）の国内献血完全自給を達成しています．しかし，アルブミン製剤やグロブリン製剤の原料となる血漿の自給は達成されていません．また，少子高齢化や若者の献血離れにより，献血者確保は難しくなっています（p62, チャート37 ）．私たち医療従事者には血液製剤の適正使用と献血事業への協力が求められています（p40, チャート20 ）．特に研修医は献血検診医として派遣される機会があり，献血についての知識は重要です．また，献血の全血採血法は貯血式自己血のひな形であり，成分採血（アフェレーシス）は末梢血幹細胞採取の基本型であるため，この分野を専門とする看護師にも必須の知識です．

● 実践のためのポイント

- 原料血漿国内自給のため，適正使用だけでなく「献血事業の重要性」を認識しましょう
- 献血者保護のための「献血者の選択基準」と「受血者保護基準」の意味を理解しましょう
- 採血方法には，全血採血法（200mLと400mL），成分採血法（血小板献血，血漿献血）があります

2 献血者の選択基準 チャート92

血液事業における血液製剤の安全性確保（3章参照）は**「受血者保護」**に相当します．一方，献血では**「献血者保護」**の必要もあります．そのために，検診医が献血者を「健康診断」して，さらに事前の血液検査も行って適格と判断したドナーだけを対象に採血します．検診医は，問診票の確認（p69, チャート44 ），仮血液型判定（オモテ検査）の確認，ヘモグロビン値または硫酸銅基準液による血液比重の確認，血圧・脈拍測定，体温測定，献血者の意思の再確認を採血従事者（＝看護師）とともに行います．HLA適合血小板の献血者になる場合には登録のためにHLA検査を受けてもらいます．成分採血の場合には不整脈や重い糖尿病，出血傾向の申し出があれば採血はしません．

つぎに日赤血液センターの献血採血の実際を①**全血採血** チャート93 と②**成分採血（アフェレーシス）** チャート94 チャート95 に分けてその実際を紙上で見てみましょう（健康な方はできれば献血の体験をすることが望ましいと思いますが，いかがでしょう？）．

Column

献血基準の改正

平成20年（2008年）に全国で献血をしてくださった方は約507万人です．日赤の努力にも関わらず，人口が少ない県では献血者総数が前年より減少しているようです．多くの地域で16から29歳の年代では献血者数は減少しています．

平成23年（2011年）から全血400mL採血の年齢が男性のみ18歳から17歳に引き下げられました．なお，200mL採血は16歳から可能です．血小板の献血可能年齢は54歳以下だったのが大幅に拡大され男性では69歳になりました．ただし，65から69歳で献血する場合は60から64歳の間に献血経験があることが条件です．以前はHb値11.5～12.5g/dL以下の女性の場合，血漿成分献血へ誘導していましたが，不規則抗体の保有率も考慮して行わなくなったようです．

今後，少子高齢化により献血する人が少なくなるといわれています．献血は無償でなければなりませんが，献血歴があれば，万一病院で自己血貯血をすることになった場合に貯血費用を無料にするなど「献血と医療がリンクしたアイディアで献血者を増やす」というのはいかがでしょうか？

献血者の選択基準

採血種類	全血採血		成分採血	
	200mL	400mL	血漿成分	血小板成分
1回採血量	200mL	400mL	600mL以下（循環血液量の12％以下）	
年齢	16～69歳*	男性：17～69歳* 女性：18～69歳*	18～69歳*	男性：18～69歳* 女性：18～54歳*
	*65歳以上の献血は，60～64歳の間に献血経験がある者に限る			
体重	男性45kg以上 女性40kg以上	男女とも50kg以上	男性45kg以上 女性40kg以上	
最高血圧	90mmHg以上			
血色素量（ヘモグロビン濃度）	男性12.5g/dL以上 女性12.0g/dL以上	男性13.0g/dL以上 女性12.5g/dL以上	12.0g/dL以上（下記の赤血球指数が標準域にある女性は11.5g/dL以上） MCV：81～100fL MCH：26～35pg MCHC：31～36％	12.0g/dL以上
血小板数				15万/μL以上
採血間隔 ↓次回＼今回→	200mL	400mL	血漿成分	血小板成分
200mL	男女とも4週間後の同じ曜日から献血可能	男性は12週間後，女性は16週間後の同じ曜日から献血可能	男女とも2週間後の同じ曜日から献血可能	
400mL				
血漿成分		男女とも8週間後の同じ曜日から献血可能		
血小板成分				
年間総採血量	200mL献血と400mL献血を合わせて 男性：1,200mL以内 女性：800mL以内			
年間採血回数	男性：6回以内 女性：4回以内	男性：3回以内 女性：2回以内	血小板成分献血1回を2回分に換算して血漿成分献血と合計で24回以内	
共通事項	次の者からは採血しない ①妊娠していると認められる者，または過去6ヵ月以内に妊娠していたと認められる者 ②採血により悪化するおそれのある循環系疾患，血液疾患その他の疾患にかかっていると認められる者 ③有熱者，その他健康状態が不良であると認められる者			

上記の厚生労働省令を補う基準：①脈拍正常，②体温平熱，③血圧：収縮期180mmHg，拡張期100mmHg以上の場合は検診医の判断を要す．④血小板数60万/μL以下，⑤心電図：心不全を起こす可能性がある不整脈がない．心筋障害および心筋梗塞の可能性がない．⑥尿検査：糖・蛋白陰性，⑦出血凝固系検査正常．

全血採血の実際

① 消毒後，白血球除去用フィルターと初流血液別採取バッグがついている採血バッグで採血開始
　　↓
② 初流血液別採取→初流血液別採取バッグから生化学・感染症検査，NAT，保管用，血液型検査の検体を確保する
　　↓
③ 採血開始（採血装置あるいは落差式で採血する）
　　↓
④ 採血終了，抜針，チューブをシールする
　　チューブ内の血液をローラーペンチでバッグ内に移動させる（その部分の血液が入れ替わることになる）
　　↓
⑤ 献血者の観察（副作用のチェック），接遇（飲み物提供など）

3 全血採血の実際

　献血は日赤の作業手順書をもとに厳密に行われます．（献血の）全血採血法は自己血貯血の基本型になっています．自己血採血と異なるのは，**①採血バッグに保存前白血球除去をするためのフィルターがついていること，②初流を別に採取して，穿刺針内に混入する可能性のある皮膚片と細菌を除くこと**，③接遇，④NATなどの厳密な検査の実施です．一方，自己血貯血では補液（点滴）や鉄剤投与，会計などの「診療」があります．

　なお，採血された全血は，おもに赤血球液-LR「日赤」，アフェレーシスにより採血されたものは新鮮凍結血漿-LR「日赤」と濃厚血小板-LR「日赤」になります．

Memo

成分献血者の追加問診事項

A. 心臓に関して
　① 健康診断などでの異常
　② 立ちくらみや卒倒
　③ 胸部（心臓）の痛みや圧迫感
　④ 脈が不規則に打つことがある（不整脈）
　⑤ ときどき強い動悸がある
　⑥ 坂道や階段の昇降で息切れする
　　　↓
〔 献血者保護のため 　狭心症，心筋梗塞，致死的不整脈などのリスクを持った献血者の排除〕

B. 腎臓，尿検査，糖尿病に関して
　① いつも喉が渇いて尿量が多い
　② 糖尿病，腎臓病の既往
　③ 糖尿病の家族歴
　④ 健康診断などでの異常
　　　↓
〔 献血者保護のため 　重症糖尿病（糖尿病性腎症，家族性糖尿病）を持った献血者からの成分採血の回避と軽度糖尿病患者の医療受診への誘導〕

C. 出血傾向について
　① けがをすると血が止まりにくい
　② 歯茎からの出血，鼻血がときどきあり止まりにくい
　③ 血液凝固異常の家族がいる
　④ 健康診断などでの異常
　　　↓
〔 献血者保護のため 　凝固機能異常や血小板減少症の献血者からの成分採血の回避〕

Memo

4 アフェレーシス（成分採血）

　成分採血は赤血球ではなく，①血小板，②血漿，③あるいは両方を採取するもので，アフェレーシスともよばれています．（アフェレーシスという医学用語は広い意味で使われています，p138参照）．アフェレーシスでは血液を体外の装置へ導いてから遠心分離をして（血小板や血漿を確保して）残りを戻します．このため装置の回路分の循環血液量がドナーからいったん減少します．また，抗凝固剤（ACD-A液*）が生体内に入ります．そこで，成分献血の問診には，A．心臓の症状や不整脈，心電図検査歴，B．腎臓や尿の異常の有無，糖尿病の家族歴，C．出血傾向の有無および家族歴が含まれていて チャート94，該当する場合には成分献血はできません．ただし，食事療法のみでコントロールされている糖尿病で，糖尿病性腎症，糖尿病性網膜症，糖尿病性神経症等を合併していなければ，全血・成分献血ともに可能です．

> ***ACD-A液**
> カルシウムイオンを奪うことにより血液の抗凝固作用を発揮します．成分はクエン酸ナトリウム水和物，クエン酸水和物，ブドウ糖でpHは4.5〜5.5と酸性です．尿中への排泄あるいは肝臓で分解されるため，肝障害のある患者（あるいは小児の急速輸血）では血中クエン酸濃度が上昇しやすくなります．肝臓での処理能力を超える量が入ると唇，指のしびれ，テタニー，不整脈など低カルシウム血症の症状がでることがあります．治療・予防薬剤はグルコン酸カルシウム水和物（カルチコール注射液）です．

Column

献血とは

　国際赤十字・赤新月社の1991年決議で献血は「自発的な無償供血であり，これは，供血者が血液，血漿，その他の血液成分を自らの意思で提供し，かつそれに対して金銭又は金銭の代替とみなされる物の支払いを受けないことをいう．この支払いには休暇も含まれるが，供血及び移動のために合理的に必要とされる休暇は含まれない．少額の物品，軽い飲食物や交通に要した実費の支払いは，自発的な供血と矛盾しない．」と定義されています．

　ちなみに赤新月社はイスラム教信仰地域における赤十字社に相当するものです．赤十字が十字軍を思い起こさせることから，赤い新月（三日月よりもっと細い月．日本での新月と異なる）をマークとして使っています．なお，中立のものとしてレッド・クリスタルもあります．

成分採血（アフェレーシス）の実際

❶ 成分採血装置の準備：回路キットの選択と生理食塩液ACD-A液のプライミング（回路を液で満たす）
　↓
❷ プログラムの選択，性別，身長，体重などの入力，血小板採取単位数，血漿採取量*の入力
　↓
❸ 血管の選定，消毒
　↓
❹ 製剤番号ラベルの貼付
　↓
❺ 穿刺
　初流血を分けて採取（25mL）
　成分採血装置の開始（ポンプ始動）
　↓
❻ ACD-A液の滴下を確認，採血流量の確認
　↓
❼ 献血者の経時的観察（穿刺部位：皮下出血や痛み，血管迷走神経反射，低カルシウム血症の症状のないこと，血圧測定など）
　↓
❽ 採血終了，副作用がないことの確認，接遇
　↓
❾ 製剤の分離と確認（製剤番号一致）

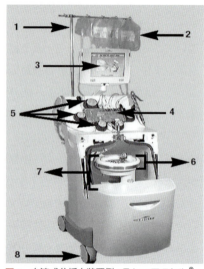

図a　血液成分採血装置例：Trimaアクセル®
1：IVポール，2：製剤バッグ，3：タッチスクリーン式ディスプレイ，4：カセット，5：ポンプ（5基），6：フィラー，7：遠心分離機，8：ホイール

＊血漿採取量
　血漿採血の場合は循環血液量の12％以内で600mL以下．目安として体重50kg以下では300〜400mLまで．55以上60kg未満は400〜450mL．以降同様に50mL増加可能で最大600mLまで．

5 アフェレーシス（成分採血）の実際　チャート95

　日赤血液センターで現在使用している成分採血装置には，①テルモBCT社製Trimaアクセル®，②ヘモネティクス社製CCS®，スーパーライトPCS®，③テルモ社製テルシスS®があります．ここでは最もよく使われているTrimaアクセル®について示します（図a）．抗凝固剤のACD-A液を含む血液はフィラー（図aの番号6）というドーナツ型の回路に導かれ，遠心機ローター（図aの番号7）により遠心分離され，血小板層が図aの番号2のバッグへ採取されます．白血球と赤血球は献血者に戻されます．つぎに必要最小量か，設定した量の血漿が採取され，それ以外は献血者に戻されます．なお，1バッグあたりの白血球混入率は約1×10^6個未満で，体外循環血液量は最大でも196mLと少ないのが特徴です．

採血副作用と対応

1. **血管迷走神経反射（vaso-vagal reaction：VVR）**
   採血にともなう痛みや緊張に対抗する迷走神経の作用が，採血終了や緊張開放時に優位になってしまうと血圧低下や徐脈を起こすことがある．VVR重症*の場合は硫酸アトロピンや昇圧剤を投与する．VVRを繰り返す場合，過去のVVRが重症であった場合は献血できない

2. **穿刺**：①疼痛，皮下出血と血腫，②神経損傷，反射性交感神経性萎縮症，③動脈穿刺，血栓性静脈炎

3. **クエン酸反応**（低カルシウム血症）

4. **ヨード剤アレルギー，アレルギー反応，かぶれ**

5. **過換気症候群，けいれん，一過性心停止，神経障害**

6. **その他**（採取時のトラブル等）

---

*VVRの程度分類（厚生労働省発 血安第502号平成8年12月11日付）

軽症	
症状	気分不良，顔面蒼白，あくび，冷汗，悪心，嘔吐，意識消失（5秒以内），四肢皮膚の冷汗
血圧(max) 採血前→測定最低値	120mmHg以上→80mmHg以上，119mmHg以下→70mmHg以上
脈拍数	60回/分以上→40回/分以上，59回/分以下→30回/分以上
呼吸数	10回/分以上

重症	
症状	軽度の症状に加え意識喪失（5秒以上），けいれん，尿失禁，脱糞
血圧(max) 採血前→測定最低値	120 mmHg以上→79mmHg以下，119mmHg以下→69mmHg以下
脈拍数	60回/分以上→39回/分以下，59回/分以下→29回/分以下
呼吸数	9回/分以下

6 採血副作用 チャート96

　献血での副作用頻度はおよそ1.0％と報告されています．そのうちの**7割が血管迷走神経反射です．初回採血，若年女性，寝不足，緊張しやすい性格などがリスクの高い群です**．血管迷走神経反射は一般の検査用採血でも起こることがあり，医療従事者は対処法を記憶しておく必要があります．

　血管迷走神経反射の初発症状は欠伸（あくび）や会話がなくなり，顔色不良となるなど目立たないものです．採血終了後の作業のために目を離してしまうことのないようにしましょう．もし出現したら作業は中断し，成分採血では返血することもあり得ます．まず，献血者の緊張が戻るように声をかけ，

血圧低下に備えて頭を低くして下肢を挙上させ、血圧を経時的に測定します。重症の症状が認められれば、血管を確保し、硫酸アトロピンや昇圧剤の使用を考慮します。また、気道確保の準備を行います。

神経損傷や血腫などの副作用は、内側（尺側）の静脈（図bの不適で示した静脈）を穿刺する時に誤って正中神経の枝や動脈を刺してしまうことがひとつの原因です。とくに若年女性では外反肘ぎみで内側が刺しやすく見えるので注意しましょう。

献血や自己血貯血では太い針17G（ゲージ）を用いるのでいっそう注意が必要です。また、成分採血では抗凝固剤のACD-A液を用いるので、ダイエットや体調不良などで食事をとっていない場合には低カルシウム血症を起こす可能性があります。

日赤血液事業関係者の努力と献血者の厚い思いのこもった血液です。適正使用に努めましょう。

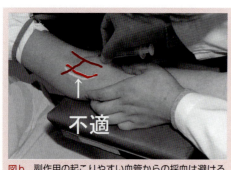

図b　副作用の起こりやすい血管からの採血は避ける
実際には採血時は手袋をします

Memo

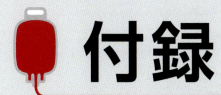

付録

1 Self Assessment Test 問題 162
　　　　　　　　　　　解答&解説 180
2 実習の手引き 192
　　（血液型判定，交差適合試験，口頭試問例，考察）

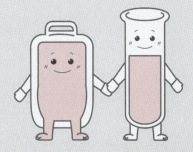

付録1 問題にチャレンジしてみましょう！

Self Assessment Test 問題

輸血療法についてできるだけ知っておいてもらいたいことをセルフアセスメントテスト形式でまとめました．さらに医師・臨床検査技師・看護師の国家試験や各種認定試験に役立つ内容となっています．参考までに認定医試験レベルには👨，認定看護師試験レベルには👩のマークをつけました．

Q01 輸血の実際で正しいものはどれか

1) 成人に赤血球液1単位を輸血した場合，ヘモグロビンの上昇は0.6〜0.8g/dLと計算される
2) 輸血の副反応の頻度では，血小板製剤による蕁麻疹などが最も高い
3) 輸血実施時には患者の姓名と準備された血液製剤のそれが一致していることを確認する
4) 輸血用の微小凝集塊除去フィルターは白血球除去を目的としていない
5) 輸血後GVHDの予防には血液製剤への15〜50Gyの放射線照射が有効である

Q02 輸血の副反応で正しいものはどれか

1) 大量輸血時には低カリウム血症が生じる可能性がある
2) 赤血球製剤では1週間以上の経過あるいは放射線照射で血漿中のCl^-イオンが増加する
3) 微小凝集塊で小塞栓を起こす可能性がある
4) 赤血球製剤においてエルシニア菌が4℃保存中にも増殖する可能性がある
5) 急速輸血では肺水腫を起こす可能性がある

Q03 輸血の副反応で正しいものはどれか

1) ABO不適合輸血の重症例では溶血，ショック，DICを併発し腎不全へ移行する
2) ABO不適合輸血の死亡率は10〜20％と報告されており，特にA型血をO型患者に輸血した場合の死亡率が高い
3) 非溶血性発熱は輸血の0.4〜2.0％の頻度で認められる
4) 白血球除去済みの製剤供給により発熱反応が減ってゆく可能性がある
5) アナフィラキシー反応を起こす原因血は約7割が濃厚血小板製剤である

Q04 GVHDで正しいものはどれか

1) 輸血後GVHDは輸血1～2週間後に発熱と紅斑が初発症状として認められることが多い
2) 輸血後GVHDでは骨髄も障害され汎血球減少症を呈する
3) 輸血後GVHDは患者のHLAと一方向一致のHLAをもつ供血者からのT細胞が患者の組織を破壊することにより起こる
4) 白血球除去済みの製剤使用で輸血後GVHDを完全に防ぐことができる
5) 輸血後GVHD予防として同種血に対する15～50Gyの放射線照射，自己血輸血の選択がある

Q05 ABO血液型で正しいものはどれか

1) 日本人の血液型頻度はおよそA：O：B：AB＝4：3：2：1である
2) Bombay型とpara-Bombay型はH抗原の全部または一部を欠く
3) A，B両抗原の活性が弱いことで知られているcisABは，ひとつの遺伝子にAとBの遺伝子がのっている
4) 生後1年未満の子や高齢者の血型判定は慎重に行う
5) 汎血球凝集反応や直接グロブリン試験陽性の血球を使用した場合，ABO血液型の判定を誤ることがある

Q06 Rh血液型で正しいものはどれか

1) D抗原には陽性と陰性のほかに弱い発現を示すD^U型がある
2) D^U型には遺伝子型（low-grade）と遺伝子干渉型があり，後者の報告例が多い
3) D^U型の輸血時の取扱いは抗D抗体産生を防ぐ意味から，受血者となるときはRho(D)陰性，供血者となるときはRho(D)陽性として扱う
4) Del型は抗Dを用いた吸着解離試験のみで抗原活性を認める血液型である
5) partial DはD抗原が持つエピトープのいくつかを欠き，その部分に抗体を産生していることがある

Q07 レクチン，赤血球凝集因子などで正しいものはどれか

1) 免疫グロブリンや補体などにも遺伝子多型があり，輸血により同種抗体を産生する可能性がある
2) レクチンのもつ血球凝集能は血液型の亜系の分類などに使われている
3) 自己免疫性溶血性貧血患者ではIgGクラスの赤血球自己抗体をもつ
4) マイコプラズマ感染やマクログロブリン血症などの疾患では，IgMクラスの赤血球自己抗体が陽性となることがある
5) 薬剤起因性溶血性貧血を起こす薬剤としてプレドニンが知られている

Q08 稀な血液型で正しいものはどれか

1) Jr(a−) はいわゆる稀な血液型であるが，その中では頻度が高く日常診療で経験しやすい
2) 輸血副反応と胎児・新生児溶血性疾患に関与することが知られている抗S，抗sと抗U抗体は抗グロブリン法で検出される
3) Duffy系のFy(a−b−)型は蒙古系民族形質として知られ，三日熱マラリアに抵抗性をもつ
4) Diego系のDi^{a}抗原は黒人に多く，対応抗原は溶血性輸血副反応と胎児・新生児溶血性疾患に関与する

Q09 輸血検査の意味で正しいものはどれか

1) 不規則抗体のスクリーニングは将来輸血が必要な患者についても行う
2) 交差試験では妊娠歴，輸血歴，過去に輸血副反応を起こしたことのある患者については抗グロブリン法を併用する
3) 抗Di^{a}抗体，抗Jr^{a}抗体は間接抗グロブリン法で検出されることが多い
4) 赤血球液製剤を用いる場合の副試験の意義は薄れてきている

Q10 血小板の抗原で正しいものはどれか

1) 血小板上にはHLAクラスⅠと血小板特異抗原が存在する
2) 血小板抗原の抗原性は血小板膜上のグライコプロテインに存在する
3) 血小板抗原は血小板輸血不応症や新生児血小板減少症に関与している
4) HPA-4b（Yuk^{a}抗原）は血小板膜のグライコプロテインⅢaにアミノ酸の置換がある

Q11 献血者の確保と血液の供給で正しいものはどれか

1) quality donorからの供血はより安全な血液供給のために有効である
2) 血液凝固第Ⅷ因子製剤は100％国内の献血で自給できている
3) アルブミンの国内自給率は80％以上である
4) グロブリンの国内自給率は30％以下である

Q12 供血者とその検査で正しいものはどれか

1) 供血者として，全血では16歳未満，成分では18歳未満の場合は条件を満たさない
2) 体重が男45kg，女40kg未満では献血の供血者の条件を満たさない
3) Hb値が200mL採血では12.0g/dL未満，400mL採血では12.5g/dL未満の場合は，男女とも献血供血者の条件を満たさない
4) 血液センターでは採血された血液に関してHBV，HCV，HTLV-Ⅰ，HIVに関する核酸増幅検査を行っている
5) エルシニア菌感染予防のためには，供血者に対する下痢症状の有無など，問診が大切である

Q13 採血に関して正しいものはどれか

1) 細菌感染を防ぐために穿刺部位の消毒を厳重に行う
2) 採血時の副作用として気分不良，顔面蒼白，あくび，冷や汗などの血管迷走神経反応が認められる場合がある
3) 口唇，手指のしびれ感，寒気，気分不良は高カリウム血症の症状である
4) 滅菌に使用されているエチレンオキサイドガスでアレルギー反応が起こることもある
5) CPD液の組成はクエン酸，クエン酸ナトリウム，ブドウ糖である

Q14 輸血用血液の検査で正しいものはどれか

1) 血液センターでは献血の不規則抗体検査を行っている
2) 血液センターでは感染因子検査として梅毒血清学的検査，HBs抗原，HBs抗体，HBc抗体，HCV抗体の検査を行っている
3) 血液センターではHIV-1，2とHTLV-Ⅰ抗体検査を施行している
4) 血液センターでは血清ALTを測定し，基準値以上は供給血液としては不合格としている
5) いわゆる"ウインドウピリオド"にある場合には，抗体検査結果が陰性でもウイルス感染の危険性がある

Q15 ウイルスとその他の感染で正しいものはどれか

1) HCV抗体陽性患者においては，次にHCV-RNA検査にてウイルスの存在を確認する
2) HIVではRNAを検出することによってウインドウピリオドを短縮できる
3) HTLV-ⅠはATLやHAMなどの原因ウイルスであり，九州地方にキャリアが多い
4) ヒトパルボウイルスB19が慢性溶血性貧血患者に感染した場合，急性赤芽球癆を生じる可能性がある
5) クロイツフェルト・ヤコブ病の感染予防のためには，献血者への硬膜移植や角膜移植に関する問診が重要である

Q16 輸血用血液製剤（日赤供給）で正しいものはどれか

1) 血漿は凝固活性保持のため採血後6時間以内に分離され凍結されている
2) 人血液にACD-A液を加えフィルターで白血球除去後，遠心分離して血漿を分離，MAPを加えたものが赤血球液-LR「日赤」である
3) 赤血球液-LRの有効期限は2〜6℃で採血後56日である
4) 新鮮凍結人血漿は-20℃以下で保存し，有効期間は採血後3年間である
5) 濃厚血小板は20〜24℃で振盪しながら保存し，有効期間は採血後7日間である

Q17 輸血の臨床評価で正しいものはどれか

1) 急性出血ではHb量とHt値は必ずしも出血量を反映していない
2) 新鮮凍結血漿のNa$^+$濃度は血漿より低く，アルブミン値は血漿より高い
3) 予想血小板増加数（/μL）は，輸血総血小板数÷循環血液量×10^{-3}と計算される
4) 補正血小板増加数は［輸血後血小板数（μL）−輸血前血小板数（μL）］÷輸血総血小板数（×10^{11}）×体表面積である
5) 血小板不応状態における同種抗体の存在を推測するためには，輸血後1時間の補正血小板増加数の情報が有用である

Q18 赤血球液の適正使用について正しいものはどれか

1) 出血量が循環血液の25％（1,000mL）を超えると赤血球液（＋人工膠質液）では対処不可能である
2) 赤血球液と新鮮凍結血漿を併用して全血の代替とすることは好ましくない
3) 術前の患者に対して10/30ルール（Hb 10g/dL，Ht 30％以上であること）は絶対条件である
4) 内科的な慢性貧血には赤血球液の適応がない場合が多い

Q19 血液製剤の特性と適応で正しいものはどれか

1) 合成血と全血製剤は新生児の交換輸血に適応がある
2) 赤血球液-LRは細菌増殖を懸念して保存期間が56日となっている
3) G-CSF製剤により自己血貯血量の増加が可能となり，自己血輸血の適応は拡大している
4) 慢性貧血に対する過剰な輸血は，内因性のG-CSF産生を抑制する可能性がある
5) 洗浄赤血球は発熱性非溶血性輸血反応を呈する患者に適応がある

Q20 新鮮凍結血漿（FFP）の適正使用について正しいのはどれか

1) FFPは他に安全で効果的な血漿分画製剤あるいは代替医薬品がない場合に，凝固因子の補充を目的に投与する
2) 投与前にPT，APTTおよびフィブリノゲンを測定することを原則とする
3) PT30％以下，APTT基準の2倍に延長している複合型凝固障害に用いる
4) PT30％以下，APTT基準の2倍に延長している濃縮製剤のない凝固因子欠乏症に用いる

Q21 新鮮凍結血漿（FFP）使用の適応について正しいのはどれか

1) アスピリン系薬剤効果の緊急補正に用いる
2) 低フィブリノゲン血症（150mg/dL以下）の場合
3) DIC
4) L-アスパラギナーゼ投与後

Q22 新鮮凍結血漿（FFP）使用の適応について正しいのはどれか

1) 血栓性血小板減少性紫斑病（TTP）は適応ではない
2) 溶血性尿毒症症候群（HUS）は適応ではない
3) ギランバレー症候群は適応である
4) 急性重症筋無力症は適応である

Q23 新鮮凍結血漿（FFP）使用上の注意点で正しいのはどれか

1) 病原体も凍結されるため感染の伝播の可能性はない
2) クエン酸中毒の可能性がある
3) ナトリウム負荷の可能性がある
4) アレルギー反応を起こす可能性がある

Q24 血液製剤の特性と適応で正しいものはどれか

1) 新鮮凍結血漿は37℃で解凍後3時間以内に使用する
2) 新鮮凍結血漿FFP-LR1の1袋の内容量は約120 mLである
3) 新鮮凍結血漿の適応判定には，プロトロンビン時間，活性化トロンボプラスチン時間，フィブリノゲン値などの凝固系の検査が必要である
4) 全血の代用として赤血球製剤と新鮮凍結血漿を併用することは不適切である
5) 新鮮凍結血漿を循環血液量の補正，栄養補給，血漿タンパク濃度維持のために使用するのは不適切である

Q25 アフェレーシスで正しいものはどれか

1) 自己幹細胞移植において必要な幹細胞は，骨髄穿刺，あるいは末梢血の連続遠心法にて採取する
2) 血小板アフェレーシスの目的として，末梢幹細胞移植，LAK療法，DLT療法がある
3) プラズマフェレーシスの適応症としてマクログロブリン血症，クリオグロブリン血症などの免疫グロブリン異常症がある
4) SLEや重症筋無力症では，抗体あるいは抗原抗体複合体の除去を目的としてプラズマフェレーシスを行うことがある
5) 病原性物質やビリルビンなどを吸着するためには，二次膜に特異吸着カラムを用いる

Q26 アルブミン製剤の適正な使用例はどれか①

1) 出血性ショックで循環血液量の50％以上の出血が疑われ，血清アルブミン濃度が3.0g/dL未満の場合
2) 腎機能障害で人工膠質液が不適切な場合，または同液を1L以上必要とする場合
3) 人工心肺を使用する心臓手術で，血清アルブミン濃度または膠質浸透圧の高度な低下あるいは体重10kg未満の場合
4) 難治性腹水を伴う肝硬変あるいは大量の腹水穿刺時には，高張アルブミン製剤を必要とする場合がある
5) 難治性の浮腫，肺水腫を伴うネフローゼ症候群で，急性かつ末梢性浮腫あるいは肺水腫に対して利尿剤に加えて短期間に高張アルブミン製剤を必要とする場合がある

Q27 アルブミン製剤の適正な使用例はどれか②

1) 血行動態が不安定な血液透析時．特に糖尿病合併，術後など低アルブミン血症の場合
2) 凝固因子を必要としない治療的血漿交換療法
3) 重症熱症（24時間以降）で熱傷部位が50％以上かつ細胞外液系輸液で循環血液量の不足を是正困難な場合
4) 低タンパク血症に起因する肺水腫あるいは著明な浮腫が認められる場合
5) 循環血漿量の著明な減少を伴う急性膵炎，腸閉塞などショックを起こした場合

Q28 アルブミン投与の適切な使用例はどれか

1) タンパク質源としての栄養補給
2) 脳虚血
3) 単なる血清アルブミン濃度の維持
4) 末期患者へのアルブミン投与

Q29 アルブミン投与における注意すべき点はどれか

1) ナトリウム負荷
2) 肺水腫
3) 心不全
4) 血圧低下
5) アルブミン合成能の低下

Q30 血漿分画製剤の特性と適応で正しいものはどれか

1) 人血清アルブミンは原料血漿から精製後，60℃で10時間加熱処理する
2) 加熱ヒト血漿タンパク（PPF）にはアルブミン以外にα，βグロブリン，α1-酸性糖タンパクなどが混在している
3) 免疫グロブリン製剤は，IgGの産生が著しく低下あるいは障害されている原発性・続発性免疫不全症に適応となる
4) 破傷風やB型肝炎に特異抗体を高力価に含む製剤が用いられる
5) 免疫療法としてITPなどの疾患に免疫グロブリン製剤が投与されることがある

Q31 血小板製剤の特性と適応で正しいものはどれか

1) 血小板製剤1単位の中には2×10^{10}個程度の血小板を含む
2) 投与された血小板の2/3は脾臓に補足される
3) 再生不良性貧血や骨髄異形成症候群では，一般に末梢血小板数が50,000/μL以下の場合に血小板輸血の適応と考えられる
4) 血小板不応状態で抗HLA抗体陽性の場合にはHLA適合血小板輸血の適応がある
5) 血小板輸血後に予測した血小板数の上昇がなかった場合，輸血終了後1時間以内の血小板数も次回は調べる必要がある

Q32 血液凝固と線維素溶解で正しいものはどれか

1) 一次血栓形成は主に血小板の粘着と凝集作用による
2) プロトロンビン時間（テスト）は外因系とその後の共通経路の機能をスクリーニングするのに用いられている
3) トロンビンは血管内皮細胞上のトロンボモジュリンと結合して活性を失う
4) アンチトロンビンⅢは血管内皮細胞上のヘパリン様物質の存在下で活性が高まる
5) 先天性プラスミン欠損症では血栓症の症状を呈する

Q33 白血病で正しいものはどれか

1) 白血病や骨髄異形成症候群の一部では血液型の変異が認められることがある
2) 感染症の治療のために投与されたγ-グロブリンなどが輸血検査に影響することがある
3) 白血病では頻回の輸血による抗HLA抗体産生が予想されるため，白血球除去製剤はその予防に有益である
4) 顆粒球輸血はG-CSF製剤の臨床応用により，実施例は少ない
5) 白血病では顕性化していないDICの存在も考慮して血小板輸血の適応を考える

Q34 再生不良性貧血と溶血性貧血の輸血で正しいものはどれか

1) 再生不良性貧血では長期の輸血治療によりヘモジデローシスを生じる可能性がある
2) 再生不良性貧血では病状が安定し，血小板数が5,000/μL以上ある場合には血小板輸血をせずに経過観察できる
3) 先天性溶血性貧血では自己の赤血球寿命は短縮するが，輸血された赤血球は通常と同じである
4) 自己免疫性溶血性貧血では直接抗グロブリン（クームス）試験が陽性の場合があり，血液型判定と交差試験では注意を要する
5) 発作性夜間血色素尿症の場合，補体の補充を避けるため洗浄赤血球を用いる場合がある

Q35 血小板減少性紫斑病と輸血で正しいものはどれか

1) 特発性血小板減少性紫斑病（ITP）では血小板に対する自己抗体が存在する
2) 特発性血小板減少性紫斑病（ITP）の主な治療法は副腎皮質ホルモン療法や脾臓摘出術である
3) 特発性血小板減少性紫斑病（ITP）では出産や外科手術などの際には血小板輸血を行う場合がある
4) 血栓性血小板減少性紫斑病（TTP）では溶血性貧血，血小板減少のほか，精神神経症状を呈することがある
5) 血栓性血小板減少性紫斑病（TTP）の主な治療法は血漿交換療法である

Q36 血友病とその補充療法で正しいものはどれか

1) 血友病Bは第Ⅷ因子の先天性の欠損あるいは機能異常が原因である
2) 血友病Aは第Ⅸ因子の先天性の欠損あるいは機能異常が原因である
3) 血友病で頭蓋内出血症状を呈した場合の，第Ⅷあるいは第Ⅸ因子製剤の必要血中レベルは，30～50％である
4) 第Ⅷの半減期は第Ⅸ因子より短い
5) コンファクトF以外の第Ⅷ因子製剤にはフォンビルブランド因子が含まれていない

Q37 DICにおける輸血で正しいものはどれか

1) DICは凝固系の亢進により血小板と凝固線溶因子の消耗をきたし，さらに著明な出血を生じる病態である
2) DICでは基礎疾患の治療と抗凝固療法と血小板，新鮮凍結血漿の補充が行われる
3) DICでは一般にATⅢ製剤はATⅢ値が70％以下で適応となる
4) DICではフィブリノゲン値が150mg/dLを維持するように補充する
5) DIC時の血小板数の目標は5万/μLであるが，漫然とした投与を避けるべきである

Q38 T&S，MSBOS，術中輸血で正しいものはどれか

1) 手術の前に必要と推測される血液の最大量を手術血液準備量として準備しておく方式をmaximum surgical blood order schedule（MSBOS）という
2) 輸血される可能性が低い手術例で急に血液が請求された場合，輸血用血液の血液型のみを確認して払い出す方法をtype and screen（T&S）という
3) T&Sでも，オモテ試験によりABO血液型を確認し，生食法による交差試験を実施することが推奨されている
4) 全身麻酔下では循環血液量の50％希釈までは輸血を回避できるとの報告もある
5) 心拍出量の増加による酸素運搬能の維持が期待できる症例では，術後Hb濃度8.0g/dL程度までは輸血の必要がないとされる

Q39 輸液で正しいものはどれか

1) 成人では1日にNa$^+$は60〜100mEq/L，K$^+$は40〜80mEq/Lを必要とする
2) 成人では1日に水分量として1,500〜2,500mL，総カロリーとして1,500〜3,000kcalを必要とする
3) 高カロリー輸液製剤の投与の際には乳酸アシドーシスに注意する
4) 肝性脳症や肝不全患者には分子鎖アミノ酸の比率を高めたアミノ酸製剤が投与される
5) 長期の中心静脈栄養の際には必須な微量元素のCu，Zn，Mn，Crを補う必要がある

Q40 緊急時の輸血，心肺バイパスで正しいものはどれか

1) 緊急時の大量輸血例でも生食法による主試験はできるだけ実施する
2) 大量輸血や重症肝障害患者では低カルシウム血症に注意する
3) 保存血の大量輸血や腎障害患者と小児に対する輸血では，輸血後の高カリウム血症に注意する
4) 一般に循環血液量の10％以内の出血では電解質輸液補充療法で対処が可能である
5) 体外循環後の出血傾向（持続）の原因として，血小板や凝固因子の減少の他に硫酸プロタミンによるヘパリン中和が不十分な場合が想定される

Q41 循環生理で正しいものはどれか

1) ヒトのからだの水分量は体重の約60％である
2) 血液は細胞外液の約1/4である
3) 血清電解質はNa$^+$が140±5mEq/L，K$^+$が4.0±0.5mEq/L，Cl$^-$が100±10mEq/L，HCO$_3^-$が27±5mEq/Lの狭い範囲に保たれている
4) 血液のpHは7.35〜7.45に調節されている
5) 成人の循環血液量は体重の約6〜7％とされている

Q42 重症感染症，悪性腫瘍などにおける輸血で正しいものはどれか

1) 鉄過剰状態は，細菌の増殖や好中球 phagocytosis の障害をもたらすこともある
2) 輸血が悪性腫瘍の予後に影響するか否かに関しての評価は未だ一定していない
3) 劇症肝炎の血漿交換療法や肝切除では，プロトロンビン時間を参考に新鮮凍結血漿の補充を行う
4) エリスロポエチンの効果により腎性貧血患者に対する輸血量は減少した
5) 火傷患者の血管透過性が亢進している時期に血漿成分を投与すると，浮腫を遷延させることがある

Q43 小児，周産期・新生児への輸血で正しいものはどれか

1) IgA 単独欠損症の輸血には洗浄赤血球が絶対的適応となる
2) 母児間 ABO 不適合による高ビリルビン血症の交換輸血では，O 型血球と AB 型血漿を用いる
3) 新生児に認められるヘモグロビン F（HbF）は酸素結合能が高い
4) 新鮮凍結血漿は先天性プロテイン C 欠損症の患児に適応となる
5) 同種免疫性新生児血小板減少性紫斑病は，母児間の血小板抗原の不適合がある場合，感作された母の抗体が胎児に移入し児の血小板を破壊する

Q44 胎児・新生児溶血性疾患に関して正しいものはどれか

1) 妊婦は帝王切開の予定がなければ ABO・Rh 血液型と不規則抗体スクリーニングを行う必要はない
2) 流産，人工妊娠中絶では RhD−の女性でも，抗 D 抗体産生の可能性はない
3) RhD−で抗 D 抗体を持っていない女性には，分娩後速やかに抗 D 人免疫グロブリンを投与する
4) 既感作妊婦において胎児の貧血が高度の場合は胎児輸血を行う場合がある
5) ABO 不適合妊娠では，IgG クラスの抗 A あるいは抗 B 抗体が胎児に移行して発症する

Q45 自己血輸血で正しいものはどれか①

1) 自己血輸血では輸血後感染症の防止，同種免疫の防止，輸血後 GVHD の防止などの点で同種血輸血より有利である
2) 自己血輸血でも人為的ミスによる他人血輸血，細菌汚染の危険性などの問題点は残されている
3) 稀な血液型の待機手術例は自己血輸血の適応である
4) 手術前に自己血輸血が選択できる場合には，自己血輸血も含めた輸血に関する説明をして同意を得る
5) ウイルスキャリアに自己血輸血を行うことは針事故や二次汚染の危険性を高める

Q46 自己血輸血で正しいものはどれか②

1) 術前貯血式自己血輸血療法のガイドラインでは，NYHA Ⅲ以上，不安定狭心症，感染を伴う場合は原則として対象症例から除外されている
2) 自己血は必ず使用する
3) 自己血輸血では自己血と本人の検体を用いて交差適合試験を行う必要はない
4) 全身麻酔後，予想出血量を採血し喪失分を補液する方法は，normovolemic hemodilution とよばれている
5) 心臓外科分野では手術時相当量の出血が予想される場合，術野から血液を回収する出血血液回収式自己血輸血がなされることがある

Q47 エリスロポエチンについて正しいものはどれか

1) エリスロポエチンの85～90％は腎臓で残りは肝臓で産生される
2) エリスロポエチンの産生は動脈血の酸素分圧で調節される
3) エリスロポエチンの投与で認められる副作用には高血圧，頭痛・頭重感がある
4) 腎性貧血ではエリスロポエチン1,500単位を週3回程度の使用量から開始し，Ht 30％，Hb 10g/dL を超えないように調節する
5) エリスロポエチンは未熟児貧血や自己血輸血（貯血）に適応がある

Q48 DNAとRNAについて正しいのはどれか

1) DNA は A と T，G と C の会合により二重らせん構造をとる
2) "転写" とは DNA を鋳型として RNA が合成されることである
3) "転写" の過程で DNA のイントロン部分はスプライシングにより除かれる
4) ポリペプチド合成の際の鋳型となるのはメッセンジャー RNA である
5) トランスファー RNA によりアミノ酸が付加されタンパク合成される過程を "翻訳" という

Q49 抗体とTCRの構造で正しいものはどれか

1) IgG は H 鎖と L 鎖から成り，2本が S-S 結合によりつながれた構造をしている
2) T 細胞レセプターは α 鎖と β 鎖，あるいは γ 鎖 δ 鎖のヘテロダイマーにより構成されている
3) IgA は初乳に多く含まれ，粘膜表面の免疫に重要である
4) 抗A抗体，抗B抗体などの自然抗体の多くは IgM クラスに属する
5) 補体には 2 つの活性化経路と両者の合流する膜破壊経路がある

Q50 免疫担当細胞で正しいものはどれか

1) T細胞は免疫グロブリンを産生する
2) ヘルパーT細胞は自己と同一のMHCクラスⅡ分子と結合した抗原ペプチドを認識する
3) 細胞障害性T細胞はCD8陽性で，ウイルス感染細胞，腫瘍細胞などを破壊する作用を持つ
4) T細胞レセプターの多様性はV，D，J領域の遺伝子の再編成によって生みだされる
5) マクロファージは貪食作用をもつ大型の単核球で，抗原提示能を持つ

Q51 感染免疫で正しいものはどれか

1) 細胞性免疫機能が低下すると全身性に真菌感染が広がることがある
2) 細菌感染における局所免疫応答にはIgAが関与する
3) 寄生虫感染では好酸球数増多とIgE抗体産生が特徴的である
4) B型肝炎ウイルスの汚染事故や母子感染予防にはHBワクチンのみが用いられる
5) 細菌の産生する毒素のひとつとしてT細胞を活性化するスーパー抗原が知られている

Q52 自己免疫，免疫不全，アレルギーで正しいものはどれか

1) 全身性エリテマトーデスでは抗DNA抗体や赤血球自己溶血反応が認められる
2) 後天性免疫不全症候群ではCD4陽性T細胞の減少が認められる
3) Ⅰ型アレルギーは即時型アレルギーともよばれ，IgEが関与している
4) ツベルクリン反応はⅣ型アレルギー（遅延型過敏反応）の典型例である
5) Fas遺伝子の異常が自己免疫病に関与するとの報告がある

Q53 造血機構で正しいものはどれか

1) ヒトでは胎生期には肝臓を主として造血が営まれる
2) 造血幹細胞は多分化能と自己複製能を持つ細胞である
3) IL-3と幹細胞因子のc-kitリガンドは多能性幹細胞を分化させる作用がある
4) 各系列の造血細胞を成熟させる因子としてエリスロポエチンやトロンボポエチン，G-CSFが知られている
5) 造血幹細胞移植では幹細胞の表面マーカーとしてCD34が用いられている

Q54 インターフェロン，その他で正しいものはどれか

1) インターフェロンは抗ウイルス作用をもつサイトカインとして知られ，Th1タイプT細胞やNK細胞から産生される
2) B型肝炎とC型肝炎においてインターフェロンα投与療法が臨床応用されている
3) インターフェロンは慢性骨髄性白血病，多発性骨髄腫，hairy-cell leukemiaに有効性が報告されている
4) TNFαはアポトーシスの誘導に関与している
5) IL-3には未分化な造血幹細胞の分化・増殖作用が認められるが，単独投与では作用に限界があり，現在臨床応用は行われていない

Q55 G-CSFで正しいものはどれか

1) G-CSFの作用は造血幹細胞の増殖，好中球の分化増殖と末梢への遊走促進，成熟好中球の寿命延長と機能の亢進である
2) G-CSFは抗癌剤投与後の二次性好中球減少症，骨髄移植後の好中球減少などに適応がある
3) 血液学的に非寛解状態の白血病症例にG-CSFを投与して，芽球が増加したとの報告がある
4) G-CSF投与により末梢血中に幹細胞が出現することが確認され，G-CSFは末梢幹細胞移植の採取時に臨床応用されている
5) G-CSFの副作用として，骨痛，発疹，LDH，ALP，尿酸の増加などが認められる

Q56 血球のカイネティクス（動態）などで正しいものはどれか

1) 赤血球の生体内での寿命は12日で毎日0.83％の赤血球が主に脾臓で破壊されている
2) エリスロポエチンの産生は腎臓の傍糸球体装置で調整されている
3) 血小板の生体内での寿命は約3日間である
4) 血小板造血因子のトロンボポエチンは主に肝臓で合成される
5) 成熟顆粒球は血中と血管壁に約10時間留まり，炎症組織へ遊走する

Q57 鉄について正しいものはどれか

1) 生体の総鉄含有量は約3～5gあり，400mLの献血では約20mgの鉄が失われる
2) 生体内では鉄の65～75％が赤血球や赤芽球のヘモグロビンに存在する
3) 網内系の貪食細胞内に取り込まれた老化赤血球のヘムは分解されて再利用される
4) 生体は過剰な鉄を排泄する機構を持っていないので，鉄剤の静注では安全性に注意を要する
5) 造血機能が停止している患者への赤血球輸血は鉄負荷をもたらすことがある

Q58 造血幹細胞で正しいものはどれか

1) 骨髄造血の抑制期に造血幹細胞の増加が末梢血中に認められる
2) 自家末梢幹細胞移植（PBSCT）は1994年から保険適応となっている
3) 造血幹細胞の表面マーカーのひとつにCD34がある
4) 自家末梢幹細胞移植（PBSCT）では体重1kgあたり$1\sim3\times10^5$個のCFU-GM数が必要とされている
5) 日本でも臍帯血バンクが設立され，非血縁者間臍帯血幹細胞移植が行われている

Q59 骨髄移植で正しいものはどれか

1) 骨髄移植前の準備として提供者は自己血を貯血する
2) 白血病における骨髄移植では，graft versus leukemia（GVL）効果は再発率低下に寄与する
3) 移植前処置の副作用として，出血性膀胱炎，肝中心静脈壊死，間質性肺炎が認められることがある
4) ABO不適合移植後の輸血では，移植前からO型のRBCを用いることがある
5) 抗サイトメガロウイルス抗体陰性宿主には，感染予防のため抗体陰性血液製剤を準備する

Q60 自家骨髄移植，末梢血幹細胞移植で正しいものはどれか

1) 血液疾患における自家骨髄移植では腫瘍細胞の混入も否定できない
2) 造血幹細胞の動員にはトロンボポエチンが用いられる
3) 化学療法に感受性を示す固形癌の治療でも末梢幹細胞移植の適応がある
4) 幹細胞数の推定にはCD25陽性細胞数，コロニーアッセイなどが行われている
5) 本邦でも同種末梢血幹細胞移植（allo-PBSCT）が行われている

Q61 骨髄バンクで正しいものはどれか

1) 日本骨髄バンクのドナー登録者は2004年には100万人を超えた
2) ドナー登録年齢条件は70歳以下である
3) ドナーは登録後HLAの検査を受ける
4) 移植にあたってはコーディネーターの役割が重要である
5) 米国やアジアの骨髄バンク間のドナーの検索も行われている

Q62 臓器移植で正しいものはどれか

1) 生体臓器移植のドナーは貯血式自己血輸血の適応である
2) ABO不適合肝移植の場合に，ドナーB細胞が宿主中で抗Aまたは抗B抗体を産生し続けて，溶血反応を起こすことがある
3) ABO不適合臓器移植では交換輸血や血漿交換，抗体吸着などで抗体価を下げる必要がある
4) 本邦の腎移植は，2015年には約1,600例行われており，80％以上が生体腎移植である
5) 腎移植時の免疫抑制剤としてシクロスポリン，アザチオプリン，ステロイドに加えて抗リンパ球グロブリン，抗胸腺細胞グロブリンが使われる場合がある

Q63 疾患と相対危険度の高いHLAはどれか

1) 強直性脊椎炎とB27
2) インスリン自己免疫症候群とDRB1＊04:06
3) 慢性関節リウマチとDRB1＊04:05
4) ベーチェット病とB＊51:01
5) ナルコレプシーとDRB1＊15:01

Q64 HLA抗原で正しいものはどれか

1) HLAクラスIIはα鎖とβ_2ミクログロブリンからなる糖タンパク
2) HLAクラスIはα鎖とβ鎖からなる糖タンパク
3) 血小板にはクラスIは発現していない
4) HLA-DRの検査は主にDNAタイピング法が行われている
5) 白血球除去済の製剤の使用は患者における抗HLA抗体産生を減少させる

Q65からQ70は記述問題です．　Q71は医師国家試験類似臨床問題です．

Q65 貯血式自己血輸血の適応について簡潔に記述しなさい

Q66 自己血貯血の際に起こる可能性のある副作用について簡潔に記述しなさい

Q67 貯血式自己血でも同種血と同様に手術前に交差適合試験を行った方が良いか，それとも必要ないか．その理由も合わせて簡潔に記せ

Q68 自己血貯血の採血時に留意すべき点について5項目程度を簡潔に記述せよ

Q69 緊急O型赤血球液輸血をする場合，交差適合試験を後回しにするが，その交差適合試験の副試験の結果はどのようになる可能性があるか簡単に記述せよ

Q70 交差適合試験で陽性になってしまった場合にはどのようなことが考えられるか，3項目程度簡単に記述せよ

Q71 臨床問題

33歳，男性．オートバイによる単独交通事故による腹部損傷で救急搬送された．問いかけに対して応答があるが，右下肢を動かすことができない．静脈路は確保した．腹部CT所見では脾損傷が疑われる．血圧は80mmHg台，WBC 12,000/μL, RBC 190万/μL, Hb 4.6g/dL, Plt 5万/μL. GOT, LDH, CK, BUN, クレアチニン高値．ベッドサイドでの血液型判定A型．身長約170cm，体重約70kg．

問1）輸血を行う場合，不適切な方法を2つ選べ
① O型の赤血球液を交差適合試験は行わずに輸血開始
② A型の赤血球液を交差適合試験は行わずに輸血開始
③ A型の赤血球液を生理食塩液法の交差適合試験を行い輸血開始
④ O型の赤血球液を生理食塩液法の交差適合試験を行い輸血開始
⑤ O型の新鮮凍結血漿を輸血開始

問2）ヘモグロビン値Hb 8g/dLを目標に輸血することになった．赤血球液-LR-2を何袋輸血すれば良いか（出血がほぼ止まっていると仮定した場合）
① 1袋（いわゆる2単位）
② 2袋（いわゆる4単位）
③ 3袋（いわゆる6単位）
④ 4袋（いわゆる8単位）
⑤ 5袋（いわゆる10単位）

問3）今後の治療方針およびその準備の組合せで適切なものを2つ選びなさい
① 脾摘　—　濃厚血小板
② 透析　—　エリスロポエチン
③ 創洗浄　—　抗HBs人免疫グロブリン
④ 出血性ショック　—　人血清アルブミン
⑤ 重症感染症治療　—　G-CSF

付録1 問題にチャレンジしてみましょう！
Self Assessment Test 解答&解説

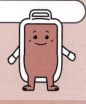

Q01 輸血の実際で正しいものはどれか

A：すべて正しい

1）成人に赤血球液-LR-1（いわゆる1単位で200mL由来1バッグ）を輸血した場合，ヘモグロビンの上昇は0.5〜0.8g/dLと計算される

$$\text{予想上昇Hb値（g/dL）} = \text{投与Hb量（g）} \div \text{循環血液量（dL）}$$

400mL由来赤血球液-LR-2, 1バッグ（2単位）には53〜60gのHb量が存在する．また，循環血液量は70mL/kgという簡易計算法を記憶しておく　→p83

2）血小板製剤による蕁麻疹などの副反応の頻度は約3千本に1回との報告がある　→文献16

4）白血球除去用フィルターでなければ白血球は除去されない．2007年から保存前白血球除去製剤が供給されている　→p24, 92

Q02 輸血の副反応で正しいものはどれか

A：3）4）5）

1）大量輸血時にはクエン酸の影響で低カルシウム血症が生じる可能性がある　→p38, 113, 114

2）赤血球製剤では1週間以上の経過あるいは放射線照射で血漿中のK$^+$が増加する

4）エルシニア菌のエンドトキシンはショックの原因となる　→p37

Q03 輸血の副反応で正しいものはどれか

A：すべて　　1）2）　→p32

Q04 GVHDで正しいものはどれか

A：1）2）3）5）　→p34

4）白血球除去フィルターによる除去だけでは輸血後GVHDを防ぎえない．製剤への放射線照射が必要である．放射線照射量は15〜50Gyと幅があるが，15Gyが現実的である

Q05 ABO血液型で正しいものはどれか

A：すべて正しい

2）Bombay型はH抗原を欠く．para-Bombay型は一部を欠く．これらの血液型は日本人には稀であるが，H物質がA,B抗原の前駆物質であることを知っているかどうかを問うためによく出題される　→p47

5）汎血球凝集反応や直接グロブリン試験陽性は，自己免疫疾患患者などで認められることがある

Q06 Rh血液型で正しいものはどれか　　参考となる本, p203 1

A：すべて正しい

少し専門的な知識を要求している問題である．D^U型はweak Dとよばれており，D陽性の一群である．同じくDel型，partial D型も基本的には陽性に属している

Q07 レクチン，赤血球凝集因子などで正しいものはどれか　　参考となる本, p203 3

A：1）2）3）4）

2）レクチンは植物由来（たとえば豆）の糖結合タンパクで，その赤血球凝集能を利用して血液型の亜系分類に使われる

5）薬剤起因性溶血性貧血を起こす薬剤としてペニシリン，キニン，メチルドーパなどが知られている

Q08 稀な血液型で正しいものはどれか　　参考となる本, p203 2

A：1）2）

3）Duffy系のFy(a−b−)型は黒人形質として知られている

4）Diego系のDi^a抗原は蒙古系民族に多い抗原

Q09 輸血検査の意味で正しいものはどれか

A：すべて正しい　　1）→p57　　4）→p53

赤血球液-LRは血漿分離後，保存液としてMAPを加えてあるので血清は少量

Q10 血小板の抗原で正しいものはどれか　　参考となる本, p203 1

A：すべて正しい

1）〜4）は血小板抗原の知っておきたい知識

Q11 献血者の確保と血液の供給で正しいものはどれか

A：1）2）

1）quality donorとは定期的に検査を受けている健常人で，献血することを契約しているドナー．米国では血液銀行は私立であるためこのようなドナー制度がある

3）4）アルブミンとグロブリンの国内自給率は，2016年でそれぞれ約58％と約96％である

→p62

Q12 供血者とその検査で正しいものはどれか

A：すべて正しい　　4）→p61, 70　　5）→p69

Q13 採血に関して正しいものはどれか

A：1）2）4）

3）口唇，手指のしびれ感，寒気，気分不良は低カルシウム血症の症状で，成分採血の時の副作用
5）ACD-A液の組成がクエン酸，クエン酸ナトリウム，ブドウ糖
　　CPD液はこれに加えリン酸二水素ナトリウム

Q14 輸血用血液の検査で正しいものはどれか

A：すべて正しい　→p70, 72

Q15 ウイルスとその他の感染で正しいものはどれか

A：すべて正しい　→p69, 72, 76〜80

Q16 輸血用血液製剤（日赤供給）で正しいものはどれか

A：1）2）　　実際にはMAPを使っているが略称はRBC-LRに変更された

3）赤血球液-LRの有効期限は2〜6℃で採血後21日　→p82
　　56日間保存可能であるが日赤では念のため短縮して21日を期限としている
4）新鮮凍結ヒト血漿は-20℃以下で保存し，有効期間は採血後1年間　→p84
5）濃厚血小板は20〜24℃で振盪しながら保存し，有効期間は採血後4日間．実際にはNAT検査に時間がかかるので納品されてからの有効期間はさらに短い．英国では7日間有効としている　→p92

Q17 輸血の臨床評価で正しいものはどれか

A：1）4）5）

2）新鮮凍結血漿のNa^+濃度は血漿より高く，アルブミン値は血漿より低い
3）予想血小板増加数（/μL）は，輸血総血小板数 ÷ 循環血液量（mL）× 2/3 ×10^{-3}．
　　2/3をかけるのは脾臓に捕らえられるため　→p94

Q18 赤血球液の適正使用について正しいものはどれか

A：2）4）

1）出血量が循環血液量の50％（2,000mL）までは赤血球液（＋人工膠質液）で対処可能な場合が多い　→p106, 111
3）術前の患者に対して10/30ルール（Hb 10g/dL，Ht 30％以上にすること）は根拠が薄い
4）→p100

Q19 血液製剤の特性と適応で正しいものはどれか

A：1）5）

2）赤血球液-LR の保存期間は 21 日　→p82　Q16とその解説参照
3）エリスロポエチン製剤により自己血貯血量の増加が可能となり、自己血輸血の適応は拡大　→p131
4）内因性のエリスロポエチン産生を抑制

Q20 新鮮凍結血漿（FFP）の適正使用について正しいのはどれか

A：すべて正しい　→p84

Q21 新鮮凍結血漿（FFP）使用の適応について正しいのはどれか

A：2）3）4）　→p85

1）アスピリン系薬剤効果の緊急補正の適応はない

Q22 新鮮凍結血漿（FFP）使用の適応について正しいのはどれか

A：なし，すべて誤りを含む　→p85

1）血栓性血漿板減少性紫斑病（TTP）は適応である
2）溶血性尿毒症症候群（HUS）は適応となる場合がある
3）ギランバレー症候群は適応ではない．凝固因子補給を必要としない血漿交換療法では加熱ヒト血漿タンパク（PPF）を用いる
4）急性重症筋無力症の血漿交換療法も同様

Q23 新鮮凍結血漿（FFP）使用上の注意点で正しいのはどれか

A：2）3）4）　→p87

1）ウイルス感染の伝播の可能性は残る

Q24 血液製剤の特性と適応で正しいものはどれか

A：すべて正しい　→p84～87

3）その他，アンチトロンビンⅢ値の測定も可能であれば行う

Q25 アフェレーシスで正しいものはどれか

A：1）3）4）5）

2）血小板アフェレーシスと，採取装置はほぼ同じであるが，末梢血幹細胞移植，LAK療法，DLT療法のためには血小板ではなく単核球の採取を行う　→p138

Q26 アルブミン製剤の適正な使用例はどれか①

A：すべて正しい　→p88, 90

Q27 アルブミン製剤の適正な使用例はどれか②

A：すべて正しい　→p88, 90

Q28 アルブミン投与の適切な使用例はどれか

A：適切例なし，すべて不適切な使用　→p90

Q29 アルブミン投与における注意すべき点はどれか

A：すべて注意点として正しい　→p90

Q30 血漿分画製剤の特性と適応で正しいものはどれか

A：すべて正しい

Q31 血小板製剤の特性と適応で正しいものはどれか

A：1）4）5）　→p92〜95

2）投与された血小板の脾臓への補足は正しくは1/3　→p94
3）再生不良性貧血や骨髄異形成症候群では，一般に末梢血小板数が5,000/μL以下の場合に血小板輸血の適応　→p93

Q32 血液凝固と線維素溶解で正しいものはどれか

A：すべて正しい

凝固，線維素溶解に関してはこのレベルの問題がよく出される（本書では省略しているので血液内科の本を参考にしてみてください）

Q33 白血病で正しいものはどれか

A：すべて正しい

血液内科と輸血学の境界領域の問題である

Q34 再生不良性貧血と溶血性貧血の輸血で正しいものはどれか

A：すべて正しい

1) 長期間のくりかえし輸血, あるいは頻回輸血が原因
2) ➡p94, 95

Q35 血小板減少性紫斑病と輸血で正しいものはどれか

A：すべて正しい　　3) ➡p94, 95

このレベルの問題がよく出される

Q36 血友病とその補充療法で正しいものはどれか

A：4) 5)

1) 2) 血友病Aが第Ⅷ因子, 血友病Bが第Ⅸ因子の先天性の欠損あるいは機能異常が原因である. 血友病Aと血友病Bについては, 一度自分なりにまとめておこう
3) 血友病で頭蓋内出血症状を呈した場合の, 第Ⅷあるいは第Ⅸ因子製剤の必要血中レベルは, 80～100％である

Q37 DICにおける輸血で正しいものはどれか　　参考となる本, p203, 5)

A：すべて正しい　➡p85, 95

DICでは通常よりも積極的な血液製剤の使用が一般的になっている

Q38 T&S, MSBOS, 術中輸血で正しいものはどれか

A：1) 2) 3) 5)　➡p108

4) 全身麻酔下では循環血液量の30％希釈までは輸血を回避できるとの報告がある

Q39 輸液で正しいものはどれか

A：すべて正しい

輸液療法と輸血療法は連続した治療法として行われることが多いので, このレベルの知識は必須である

Q40 緊急時の輸血, 心肺バイパスで正しいものはどれか

A：すべて正しい　➡p110～113

1) 緊急時の大量輸血例でも, できるだけ生食法による主試験は実施するが, その時間もない場合には血液型だけを確認して輸血する場合がある
5) 体外循環後のヘパリンの中和はFFPではなく, 硫酸プロタミンが第一選択となっている

Q41 循環生理で正しいものはどれか
参考となる本，p203, 8)

A：すべて正しい

基本的な例題なので覚えること

Q42 重症感染症，悪性腫瘍などにおける輸血で正しいものはどれか

A：すべて正しい

少し難しい問題である

Q43 小児，周産期・新生児への輸血で正しいものはどれか
参考となる本，p203 6

A：すべて正しい →p114〜120

産婦人科領域と小児科領域の輸血の知識としては必須である

Q44 胎児・新生児溶血性疾患に関して正しいものはどれか
参考となる本，p203 6

A：3）4）5） →p50

1）すべての妊婦はABO・Rh血液型と不規則抗体スクリーニングを行う必要がある
2）RhD－の女性は出産のみならず流産，人工妊娠中絶など分娩しない場合や，輸血により抗D抗体産生の可能性がある
5）頻度は高いが，実際には重篤な例は少ない

Q45 自己血輸血で正しいものはどれか①

A：すべて正しい →p122〜125

この選択肢の内容は自己血輸血実施患者に説明する際に必要な知識です．覚えましょう

Q46 自己血輸血で正しいものはどれか②

A：1）4）5） →p122〜125

2）未使用自己血は廃棄する
3）事故防止のために自己血輸血でも自己血と本人の検体を用いて交差適合試験を行うべきである →p130

Q47 エリスロポエチンについて正しいものはどれか

A：すべて正しい →p131

自己血貯血と腎性貧血ではエリスロポエチンの使用量は異なります

Q48 DNAとRNAについて正しいのはどれか

A：すべて正しい

基礎医学問題です

Q49 抗体とTCRの構造で正しいものはどれか

A：すべて正しい

選択肢はやや難しい事項です

Q50 免疫担当細胞で正しいものはどれか

A：2）3）4）5）

1）B細胞が免疫グロブリンを産生する．この問題の選択肢は免疫の基本的な事項なので覚えましょう

Q51 感染免疫で正しいものはどれか

参考となる本，p203, 5）

A：1）2）3）5）

4）B型肝炎ウイルスの汚染事故や母子感染予防には抗HBs抗体（免疫グロブリン製剤）が用いられている ●p74

Q52 自己免疫，免疫不全，アレルギーで正しいものはどれか

A：すべて正しい

少し輸血学からは離れた問題です．興味のある方は免疫学の本で自学してみると良いでしょう

Q53 造血機構で正しいものはどれか

A：すべて正しい ●p134～137

少し専門的な問題です．興味のある方は血液学の本で自学してみると良いでしょう

Q54 インターフェロン，その他で正しいものはどれか

A：すべて正しい

少し難しい問題です．興味のある方は免疫学の本で自学してみると良いでしょう

Q55 G-CSFで正しいものはどれか

A：すべて正しい ●p137

Q56 血球のカイネティクス（動態）などで正しいものはどれか

A：2）4）5）

1）赤血球の生体内での寿命は120日で毎日0.83％の赤血球が主に脾臓で破壊されている
3）血小板の生体内での寿命は約8日間である →p92． 製品となった血小板液の有効期限は日本では4日間であり，この期限と混同しないように

Q57 鉄について正しいものはどれか

A：2）3）4）5）

1）生体の総鉄含有量は約3～5 gであり，400 mLの献血で約200 mgの鉄が失われる

Q58 造血幹細胞で正しいものはどれか

A：2）3）4）5）   →p135～137

1）骨髄造血の回復期に末梢血中に造血幹細胞の増加が認められる
4）CFU-GM：colony forming units-granulocyte and macrophages．
　顆粒球単球コロニー形成数の単位．コロニーアッセイという細胞培養法を応用した測定法の際用いる

Q59 骨髄移植で正しいものはどれか

A：すべて正しい

Q60 自家骨髄移植，末梢血幹細胞移植で正しいものはどれか　　参考となる本，p203 4

A：1）3）5）

2）造血幹細胞の動員にはG-CSFが用いられる →p137
4）幹細胞数の推定にはCD34陽性細胞数，コロニーアッセイなどが行われている

Q61 骨髄バンクで正しいものはどれか

A：3）4）5）

1）日本骨髄バンクのドナー登録者は1998年には10万人を超え2004年で約20万人，2017年で約47万人
2）ドナー登録条件は54歳以下である（採取は55歳まで）

Q62 臓器移植で正しいものはどれか

A：すべて正しい

Q63 疾患と相対危険度の高いHLAはどれか

A：すべて正しい　→p144

Q64 HLA抗原で正しいものはどれか

A：4）5）　→p94, 145

1）2）HLAクラスⅠはα鎖とβ₂ミクログロブリンから，HLAクラスⅡはα鎖とβ鎖からなる
3）血小板にはクラスⅠが発現し，クラスⅡは発現していない

Q65 貯血式自己血輸血の適応について簡潔に記述しなさい

A：全身状態が良好な待機手術の患者で，術中予想出血量が600mL以上の場合が良い適応である

具体的には大腿骨頭置換術や前置胎盤や前立腺全摘除術など．貯血できるための条件として，ヘモグロビン値11g/dL以上であることのほかに，心不全がないこと，年齢や体重や感染症などに関して制限がある　→p122　→チャート78, 79

Q66 自己血貯血の際に起こる可能性のある副作用について簡潔に記述しなさい

A：血管迷走神経反射と起立性低血圧などがある

血管迷走神経反射は採血の後に気分不快，血圧低下，徐脈などの症状を呈する．軽症では頭を低くして仰臥位にすることで軽快するが，徐脈や血圧低下が著明な場合には，血管確保と酸素投与を実施し，硫酸アトロピンや昇圧剤の使用を考慮する．
これより軽い症状の起立性低血圧は（採血に限らず）臥位から立ち上がった際に交感神経による血圧調節ができない場合に一過性のふらつきやめまいが起こる症状である．安静臥床として血圧を測定しながら経過観察する　→p123

Q67 貯血式自己血でも同種血と同様に手術前に交差適合試験を行った方が良いか，それとも必要ないか．その理由も合わせて簡潔に記せ

A：貯血式自己血でも交差適合試験を行う必要がある

交差適合試験は赤血球と血清の反応を調べる以外に，その作業の過程で患者確認や保存してある製剤を再確認するという意味がある．これにより「取り違い」などの誤りを防ぐことができる．また，実際の待機手術前では，貯血する自己血以外に同種血もある程度の量を準備しておくため，交差適合試験を自己血とともに実施することが一般的である　→p130

Q68 自己血貯血の採血時に留意すべき点について5項目程度を簡潔に記述せよ

A：①皮膚の消毒を70％エタノール，イソジン2回，ハイポアルコールで確実に行う．②穿刺針のキャップを取る前にチューブを鉗子などで（一時的に遮断して）空気の混入を防ぐ（穿刺後解除する）．③血液保存バッグの穿刺針は17Gと太いため，肘静脈の近くにある動脈や神経を傷つけないようにする．④血液バッグは撹拌して抗凝固剤と混ぜながら貯血する．⑤生体に針を刺したままチューブシーラーで溶着切断しない　→p126～130

Q69 緊急O型赤血球液輸血をする場合，交差適合試験を後回しにするが，その交差適合試験の副試験の結果はどのようになる可能性があるか簡単に記述せよ

A：患者がO型であれば主試験副試験ともに陰性であるが，患者がO型以外の場合は副試験が陽性になる場合がある．赤血球液には（10％容量程度と）少ないが血清は残っている　→p113, 197～200

Q70 交差適合試験で陽性になってしまった場合にはどのようなことが考えられるか，3項目程度簡単に記述せよ

A：①検体取り違い，②患者が赤血球不規則抗体を持っている，③非特異的反応

①検体取り違い，あるいは異なった血液型のセグメントで検査した場合には陽性になる．たとえばA型の患者であるのに誤ってB型の血液バッグを選択した場合．②患者が希な血液型であり赤血球不規則抗体を持っている場合は多くの同種血に凝集する場合がある．③非特異的反応たとえば寒冷凝集素を患者が持つことにより交差試験が全て陽性になることがある．同様にブロメリン法ではブロメリンそのものに対して凝集するブロメリン非特異反応の場合がある　→p197～200

Q71 臨床問題：交通事故による腹部損傷例

問1） 輸血を行う場合，<u>不適切</u>な方法を2つ選べ

A：不適切な選択肢は④，⑤

輸血の緊急度に応じて開始までの時間が短い方法を担当医が選択する．通常の交差適合試験を行ってからの輸血よりも早く輸血できるのは順に，①交差試験なしのO型赤血球液の輸血（いわゆる緊急O型輸血），②血液型同型の製剤をすぐ輸血するノークロスマッチ輸血，③生食法だけの交差試験を行うという輸血方法である．

この患者では血液型はA型と一度判定されているので，選択肢④のO型の赤血球液を生理食塩液法の交差適合試験を行って輸血するというのは無意味である．また，O型赤血球液輸血につられて，選択肢⑤のO型新鮮凍結血漿の輸血は絶対に行ってはならない（禁忌選択肢である）

問2）ヘモグロビン値 Hb 8g/dL を目標に輸血することになった．赤血球液-LR-2 を何袋輸血すれば良いか（出血がほぼ止まっていると仮定した場合）

A：③　→p104

赤血球液-LR-2（1袋）には 56〜60g の Hb が含まれている．患者の Hb 値を 4.6 から 8g/dL に上げるには 3.4g/dL×循環血液量分の Hb を補う必要がある．循環血液量は簡易的に 70mL/kg×体重の式（暗記項目）で求める．この場合 49dL（L ではない．単位に注意）．したがって 3.4g/dL×49dL ＝ 166.6g　166.6g÷56g ＝ 2.98　およそ3袋は必要であろうと計算される．

問3）今後の治療方針およびその準備の組合せで適切なものを2つ選びなさい

A：①，④

①肝損傷，脾損傷，脾摘出などでは濃厚血小板が必要になる施設に在庫がない場合がほとんどであるから，血液センターに発注するなどの準備を急ぐ

②挫滅症候群や腎損傷があった場合には透析療法の適応となるが，慢性の腎不全と異なり，現段階でエリスロポエチンは適応ではない．貧血に対しては，すぐ輸血しなければ間に合わない症例である

③泥などで創感染があった場合には抗破傷風人免疫グロブリンを使う場合がある

④外傷などの急性の疾患の場合出血性ショックになる場合がある．また，交通外傷では熱傷を伴う場合もあり，アルブミン製剤の適応はある．ただし，大量出血により凝固因子が不足した場合には止血のために新鮮凍結血漿を用いる

⑤骨髄抑制や免疫不全の状態でなければ一般に用いない

付録2　実際に検査を行ってみましょう！

実習の手引き

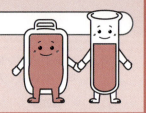

医学部，臨床検査学科，看護学部，最近では薬学部の実習に血液型検査と交差適合試験が行われるようになりました．その際にご利用ください．結果記入用紙は p201 をご利用ください．

[内容] Ⅰ．血液型判定　Ⅱ．交差適合試験　Ⅲ．口頭試問例　Ⅳ．考察（記入／採点のヒント）

ポイント
①血液型判定は医療スタッフとして必要な技術ですから確実に修得しましょう
②医師初期研修の修得すべき項目に血液型検査と交差適合試験が指定されています
③手順を正しく，結果を記入しながらステップバイステップで実習を行いましょう
④正しい医学用語を用いましょう

注意
①遠心しないで凝集を判定してはならない
②赤血球浮遊液を作らないまま検査してはいけない
③サンプルの取り違いに注意する

Ⅰ．血液型判定 （ABO 血液型 オモテ検査 ➡ ウラ検査 ➡ RhD 因子検査の順に行う）

1）オモテ検査

必要な器材・試薬

☐ 試験管（大1本，小2本）と試験管立て　　☐ スポイト
☐ シリンジ（21～23Gの針付）　　☐ 低速遠心分離機
☐ 生理食塩液
☐ 抗A血液型判定用抗体（抗A血清）（青色）"抗A抗体；ネオ，国際試薬など"（図a）
☐ 抗B血液型判定用抗体（抗B血清）（黄色）"抗B抗体；ネオ，国際試薬など"
☐ ウェル（くぼみ）のついた凝集判定プラスチック板

　ポイント 最近ではガラス板法の名前の由来となった"ガラス板"よりも取扱いやすい汎用の凝集反応検査用"プラスチックプレート"が使用されています

☐ 筆記用具（油性ペン）

図a　オモテ検査の試薬と凝集判定板

192　よくわかる輸血学　第3版

手順

- ① 想定患者(1人)から5mLの末梢血を採血し，試験管（大）に移し，静置する（あるいは採血管を用いる）．針は危険物用缶に注射シリンジは感染ごみ用の箱へ捨てる

- ② ①の試験管を1,500rpmで10分間遠心する．遠心するときはバランスをとる（均等になるように試験管を配置する）（図b）

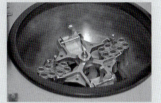

図b　遠心分離機（スイングローター）

- ③ その間に試験管（小）2本に患者の名前と，①：患者血清，②：患者赤血球浮遊液と記入し，②の試験管には生理食塩液約1mLを加えておく

- ④ 遠心した検体（図c）からスポイトで血清のほぼすべてを試験管①に移す（図d）

- ⑤ 血餅をスポイトで崩してそのうちの2滴（約60μL）を②の試験管に滴下し4〜10％患者赤血球浮遊液をつくる（図e）

  注意⚠ スポイトから滴下する液の量が一定になるようにしましょう．

- ⑥ 標準抗血清試薬（抗A血清 青色，抗B血清 黄色）を各1滴ずつプレートのウェル（くぼみ）計2カ所に入れる（図f）

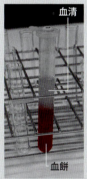

図c　遠心分離後の血清と血餅（フィブリン，白血球が層状に白く見える場合がある）

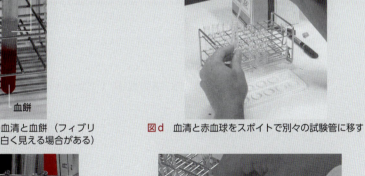

図d　血清と赤血球をスポイトで別々の試験管に移す

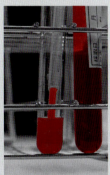

図e　赤血球浮遊液（左）．右は採血管内に残る血餅

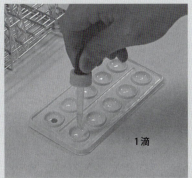

図f　標準抗血清試薬を滴下

- ⑦ ここに患者赤血球浮遊液1滴をスポイトで滴下，30秒以上プレートを回転させ一様に混和する（図g）

⬇

- ⑧ 凝集の有無を30秒後と2分後に判定する（O型の場合には「凝集」を他の検体で見てみましょう．図h参照）

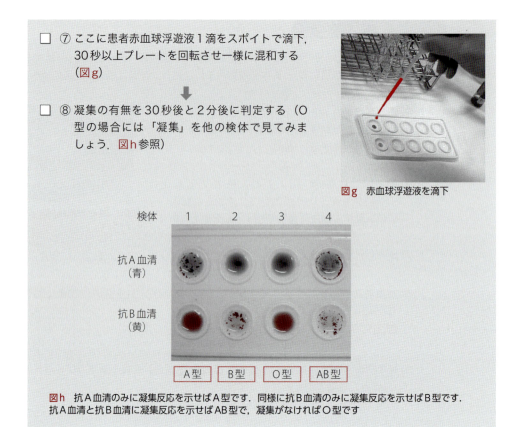

図g　赤血球浮遊液を滴下

図h　抗A血清のみに凝集反応を示せばA型です．同様に抗B血清のみに凝集反応を示せばB型です．抗A血清と抗B血清に凝集反応を示せばAB型で，凝集がなければO型です

2）ウラ検査

必要な器材・試薬

（p192のものに加えて）
- 標準血球試薬（A_1型血球，B型血球，O型血球）
- 試験管（小3本）
- 卓上低速遠心分離機（図i）

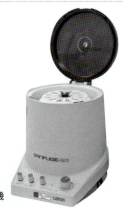

図i　卓上低速遠心分離機

手　順

- □ ① 試験管（小）3本にA型血球，B型血球，O型血球と記入する
- □ ② （p193，③でつくった試験管①の）患者血清を2滴ずつ入れる
  - **ポイント** 血球よりも血清を先に入れる
- □ ③ それぞれに標準血球試薬（図j）（A_1型血球，B型血球，O型血球）を1滴入れ混和後，3,000rpm15秒遠心して凝集の有無で血型を判定する（図k, l）
  - **ポイント** ウラ検査での（陰性）コントロールは標準O型血球試薬を入れた試験管である

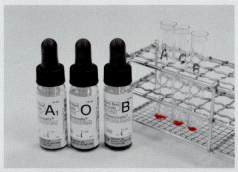

図j　ウラ検査血球試薬

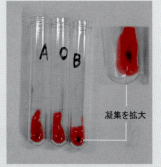

図k　ウラ検査B血球に凝集の例

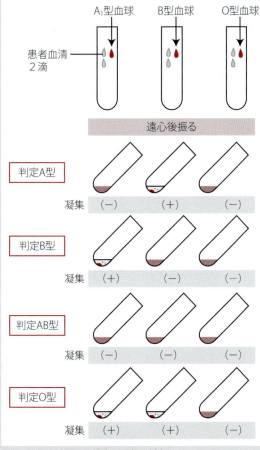

図l　ABO血液型ウラ検査の手順と判定

3）Rh血液型判定：D抗原の検出

必要な器材・試薬

（p192のものに加えて）
- ☐ 試験管（小）2本
- ☐ 抗Dモノクローナル抗体，コントロール試薬（アルブミン）（図m）

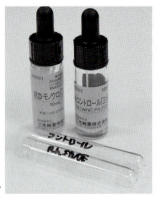

図m　抗Dモノクローナル抗体とアルブミン

手　順

- ☐ ① 試験管（小）2本のうち1本に抗D抗体，もう1本にコントロール試薬（アルブミン）と記入する
  - **ポイント** RhD因子の検出の検査では（陰性）コントロールになるのはアルブミンを入れた試験管である

- ☐ ② 抗D抗体側に抗D抗体試薬を1滴入れる．コントロール試薬側には1％アルブミンを1滴入れる
  - **ポイント** コントロール試薬側の反応は陰性と予想される

- ☐ ③ 両方の試験管に，（p193，③でつくった試験管②の）患者赤血球浮遊液を1滴入れ混和する

- ☐ ④ 3,000 rpm 15秒遠心して凝集の有無でD抗原が陽性か陰性かを判定する（図n）

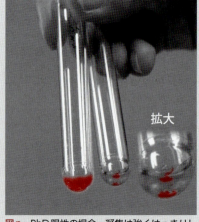

図n　RhD陽性の場合，凝集は強くはっきりしている（右）．左はコントロールで凝集なし

II. 交差適合試験

必要な器材・試薬

- ☐ 生理食塩液
- ☐ 血液バッグのセグメント 2 本（実習用に不適合血のセグメントを 1 本入れる）
- ☐ 卓上低速遠心分離機   ☐ 試験管（容積 5mL 程度）と試験管立て
- ☐ 筆記用具（油性ペン） ☐ はさみ
- ☐ アルコール綿   ☐ パスツールピペットあるいはディスポーザブルピペット

手 順

＜生食法＞

☐ ① まず，2 名分の供血者赤血球浮遊液をつくる

血液バッグのセグメント（血液型が異なるもの 2 本を配布する）と同じ番号を試験管に書いてそれぞれに 1mL の生理食塩液を入れる．
セグメントの赤血球が沈んでいる方の末端を斜めに注意深くはさみで切り（図o），血液 1 滴（約 30μL）を生理食塩液を入れた試験管に滴下し 3％ 供血者赤血球浮遊液をつくる（図p）．
はさみは検体ごとにアルコール綿で拭くこと．

> **ポイント** セグメントの中で赤血球と血清が分離していなければ小試験管に立てて，10 秒間程遠心して分離させる．初心者の場合にはセグメントの真中をチューブシーラーで閉じるとセグメントを切る際に混ざらないでやりやすい．

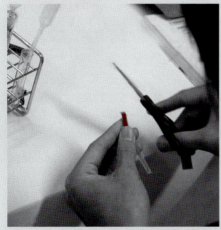

図o　セグメントを切る（赤血球側，のちの操作で血清側）

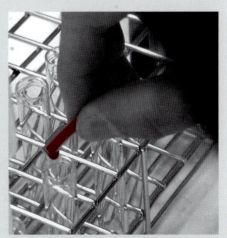

図p　赤血球浮遊液をセグメントごとにつくる

> **ポイント** 主試験と副試験および自己コントロール用の試験管を準備するが，その本数は，交差適合試験の対象となる血液バッグ（セグメント）が1袋の場合は3本必要，血液バッグが2袋の場合は5本必要．
> 以下，同様にセグメント数×（主1本＋副1本）＋自己コントロール1本．

☐ ② 主試験用2本，副試験用2本にセグメントと同じ番号を書く．患者自身のコントロールも置く（図q）

> **ポイント** 交差適合試験で主試験と副試験両方の（陰性）コントロールになるのが，患者自身の赤血球と血清を入れた試験管である

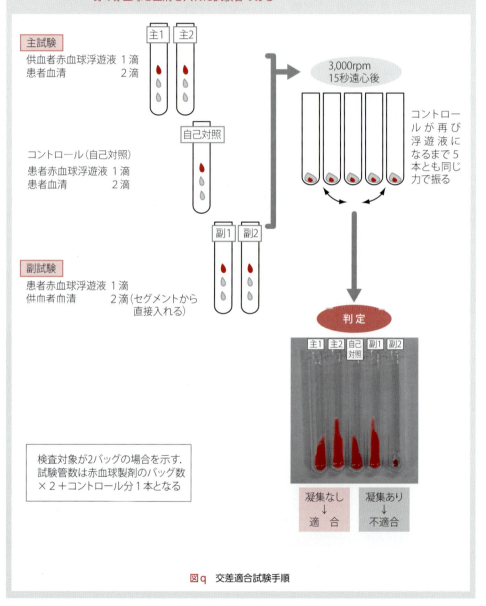

図q　交差適合試験手順

☐ ③ 試験管を並べて，血清，赤血球浮遊液の順で滴下する（図r）．
　　セグメントの血清側の末端を斜めに注意深くはさみで切り，その血清2滴を試験管に滴下する．
　　患者血清（試験管①）と患者赤血球浮遊液（試験管②）は血液型判定時のものを使う

☐ ④ 混和後，3,000 rpm15秒遠心し，凝集の有無を判定する（図s）
　　 コントロールがほぐれて一様になるまで静かに試験管を振りながら観察する
　　注意⚠ 交差適合試験で次の作業は誤りやすいので注意しましょう
　　　　（1）赤血球浮遊液を使わずに直接濃い赤血球をそのまま使ってしまう
　　　　（2）遠心後試験管を振りすぎて凝集がなくなってしまう
　　　　（3）血液成分の入れ間違い（試験管取り違い）

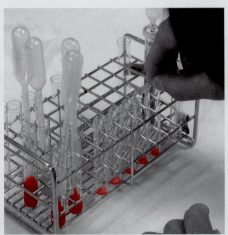

図r　主試験は供血者赤血球と患者血清を，副試験は供血者血清と患者赤血球を血清，赤血球浮遊液の順に滴下し，試験管内で混ぜる

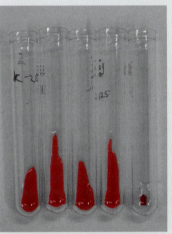

図s　副試験の1本（右端）に凝集がある例．中央がコントロールの試験管

＜以下⑤と⑥はオプション＞
☐ ⑤ ブロメリン法
　　◇ (i) 生理食塩液法判定後の試験管それぞれにブロメリン（酵素）試薬1滴を加える
　　◇ (ii) 混和後37℃の恒温槽につけて加温して酵素の反応を進める
　　◇ (iii) 3,000rpm15秒遠心後に試験管を振って凝集の有無を見る
　　ポイント（1）陽性の場合Rh系の赤血球同種抗体の存在が推測される
　　　　　（2）MNs，Duffy，Xg血液型は酵素分解されるのでこの検査法は適さない
　　　　　（3）ブロメリン非特異反応：すべての試験管と患者自己コントロールで陽性の場合ブロメリン非特異反応である可能性が高い．間接抗グロブリン試験で陰性であることを確かめる

- ☐ ⑥ 間接抗グロブリン試験（用いる試薬：ポリエチレングリコール試薬，ウシアルブミン液などによりその量と反応時間に違いがある）
  - ◇ (i) 生理食塩液法と同様に準備した主試験，副試験，患者自己コントロールの試験管に（検査用の）ポリエチレングリコール試薬を加え，37℃で10分間加温する
  - ◇ (ii) 生理食塩液で3回洗浄する（通常自動洗浄装置を用いる）
  - ◇ (iii) 抗グロブリン試薬を2滴加える
  - ◇ (iv) 3,000rpm15秒遠心後に試験管を振って凝集の有無を見る
  - ◇ (v) 陰性の場合には陽性コントロール血球を加えて確認する
  - **ポイント** 陽性の場合Rh，Kidd，Duffy，MN系の赤血球抗原量に依存する抗体の存在が推測される
- ☐ ⑦ この間に供血者の血液型をはじめに行った『Ⅰ．血液型判定』のオモテ試験（p192～）で確認してみよう
- ☐ ⑧ 結果はすべて記録シート（p201参照）に記入し考察も記入しよう

Ⅲ．口頭試問例

問1 血液型判定を医師が直接行う意義を述べよ．

問2 遠心した血液で血清，血餅とはどの部分を指すか？

問3 凝集と溶血の違いは？

問4 交差適合試験で自己血球と自己血清の組み合わせの試験管をつくる意味は？

問5 交差適合試験で生食法以外の方法について述べよ．例えばブロメリン法とはどのような検査か？

☞解答例→p202

Ⅳ．考察（記入のヒント）

実習を終えての考察を記入．

ヒント①失敗した原因などを考察する．良い例：「赤血球浮遊液の濃度が濃すぎたために凝集有りと見誤ってしまった。この場合，準備段階で手順どおりに赤血球を適正な量滴下していなかった可能性がある…」

ヒント②単なる感想は良くない．不適切な例：「抗A抗体に凝集して，抗B抗体に凝集しなかったのでA型であり，ウラ検査でも結果が一致した…」（これは考察ではなく結果を記しただけ）

輸血学　実習記録シート

番号 _____　　　（検査実施者）氏名 _____

患者名（検体供与者名）_____　　実施日 _____

	結果1	結果2	総合判定
1. ABO 血液型 陰性（−） 陽性（＋〜♯）	オモテ試験 抗A血清との反応（　） 抗B血清との反応（　） よって　　　型	ウラ試験 A血球との反応（　） B血球との反応（　） O血球との反応（　） よって　　　型	型
2. Rh 血液型 D因子	1. 抗D抗体との反応 　　　　　　（　）	2. コントロール試薬 　　との反応（　）	D（　）
3. 交差適合試験 血液バッグの番号 （　　　　　） 供血者の血液型（　） （実習なので最後に確認します）	主試験 生食法　　反応（　） ブロメリン法 反応（　） 間接抗グロブリン試験（　）	副試験 生食法　　反応（　） ブロメリン法 反応（　） 間接抗グロブリン試験（　）	判定 適合 or 不適合
血液バッグの番号 （　　　　　） 供血者の血液型（　） （実習なので最後に確認します）	主試験 生食法　　反応（　） ブロメリン法 反応（　） 間接抗グロブリン試験（　）	副試験 生食法　　反応（　） ブロメリン法 反応（　） 間接抗グロブリン試験（　）	判定 適合 or 不適合

考察記入欄

Ⅲ．口頭試問の解答例

問1 ダブルチェックを行う場合の1回目の検査として必要である．医師が直接患者を確認しながら採血して血液型判定をすることで，患者誤認や検体の取り違いを防ぐことができる．

問2 血清は上部の透明（黄色）の部分で血球成分を含まない．アルブミン，グロブリンなどのタンパク成分からなる．血液は放置または遠心すると，凝固して下にたまる赤い血球成分である血餅と，血漿に分かれる．血漿は血小板や白血球と上清を指す．

問3 凝集は抗体を介して赤血球同士が集合した状態．溶血は赤血球膜が壊れてヘモグロビンなどの成分が出てしまった状態．交差適合試験では結果が凝集または溶血であれば不適合と判断する．

問4 自己血清と自己血球の反応は通常認められない．そこで，この組み合わせを入れた試験管を陰性コントロールとして，主試験，副試験双方に利用する．

問5 ブロメリン法は赤血球膜のアミノ酸の一部を消化して，抗原を露出させたり，膜の陰性荷電を失わせることにより，赤血球同士の反発を弱くし，抗体の結合，凝集を起こしやすくする方法．抗E抗体のなどの反応感度を増強させることができるが，M，N，Sなどの抗原性は失われて検出できなくなる（p54）．

Ⅳ．考察（採点のヒント）

① 血液型検査と交差適合試験を実際に行うことにより規則（性）抗体および不規則（性）抗体の原理を理解したかどうか．
② RhD因子陽性の場合，凝集反応はオモテ検査（ABO血液型）よりも強いことを認識したかどうか．
③ 試薬や血液の取り違いや入れ間違いが重大な事故につながる可能性があることを理解したかどうか．
④ 検査結果が誤っていた場合，正しい結果が出るまで操作をやり直したかどうか．また失敗の原因に気付いたかどうか．
⑤ 専門の臨床検査技師が行う場合と比較して学生や研修医は時間がかかり不正確であることを認識したかどうか．
⑥ O型の供血者血液をO型以外の患者との間で交差適合試験を行った場合，副試験は陽性になることから緊急O型濃赤輸血にも問題点があることを理解したかどうか．

文 献

◎ 参考文献・図書

1) 米村雄士：輸血過誤の現状と対策．日本輸血・細胞治療学会雑誌，58：518-522, 2012
2) 日本赤十字社：輸血用血液製剤との関連性が高いと考えられた感染症症例 -2016年-．輸血情報，1707-154, 2017（http://www.jrc.or.jp/mr/news/pdf/輸血情報_1707-154.pdf）
3) 日本赤十字社：赤十字血液センターに報告された非溶血性輸血副作用 -2016年-．輸血情報，1707-155, 2017（http://www.jrc.or.jp/mr/news/pdf/輸血情報_1707_155.pdf）
4) 大久保光夫：血液型検査・交差試験・輸血「救急パーフェクトマニュアル（改訂版）」（森脇龍太郎，他編），pp219-228, 羊土社，2009
5) 大久保光夫：血漿分画製剤の考え方，使い方．「血液製剤の考え方，使い方 ver.2」，pp73-140, 中外医学社，2011
6) 藤森敬也，佐藤章：RhD因子陰性妊婦の管理．「わかりやすい周産期・新生児の輸血治療」（大戸斉，他編），pp133-137, メジカルビュー社，2009
7) 厚生労働省医薬・生活衛生局：血液製剤の使用指針（平成29年改訂版）（http://www.mhlw.go.jp/file/06-Seisakujouhou-11120000-Iyakushokuhinkyoku/0000161115.pdf）
8) 間藤卓，大久保光夫：輸血の実際．「わかりやすい輸液と輸血」（小山薫，他著），pp138-147, メジカルビュー社，2010
9) 日本麻酔科学会，日本輸血・細胞治療学会：危機的出血への対応ガイドライン（改訂版）（日本麻酔科学会，日本輸血・細胞治療学会のホームページより閲覧可能）
10) 白川嘉継：血小板輸血．「小児輸血学」（大戸斉，他編），pp69-73, 中外医学社，2006
11) 濱中拓郎，林周作，末原則幸：経腟分娩（自然分娩）・帝王切開術（既往帝王切開を含む）での輸血準備．「わかりやすい周産期・新生児の輸血治療」（大戸斉，他編），pp30-34, メジカルビュー社，2009
12) 安田広康，大戸斉：赤血球不規則抗体検査．「わかりやすい周産期・新生児の輸血治療」（大戸斉，他編），pp128-132, メジカルビュー社，2009
13) 一般社団法人日本造血細胞移植データセンター：2016年度 日本における造血幹細胞移植の実績（http://www.jdchct.or.jp/data/slide/2016/）
14) 土屋尚之，川﨑綾，岡笑美，古川宏：リウマチ・膠原病とHLA．MHC, 22：74-83, 2015
15) 日本移植学会：臓器移植ファクトブック，2016（http://www.asas.or.jp/jst/pdf/factbook/factbook2016.pdf）
16) 前田平生，遠山博：輸血の副作用・合併症．「輸血学（改訂第3版）」（遠山博，他編），pp530-622, 中外医学社，2004

◎ お勧めしたい本・URL（もう少し詳しく知りたい方へ）

1. 遠山博，他編：「輸血学（改訂第3版）」，中外医学社，2004
   ▲輸血学を習ぶ者のバイブル的存在．ハイレベル．
2. 大久保康人：「血液型と輸血検査」，医歯薬出版，1997
   ▲各種血液型についてわかりやすく書かれている．
3. 認定輸血検査技師制度協議会カリキュラム委員会編：「スタンダード輸血検査テキスト」，第2版，医歯薬出版，2007　▲輸血検査についての記述が豊富．
4. 室井一男　他編：「医師と看護師のための造血幹細胞移植」，医薬ジャーナル社，2007
   ▲造血幹細胞移植についての標準的な記述．
5. 稲田英一　他編：「周術期の輸液・輸血療法」，文光堂，2005
6. 大戸斉，遠山博，編：「小児輸血学」，中外医学社，2006
7. 日本輸血・細胞治療学会（http://yuketsu.jstmct.or.jp/）　▲輸血の手引，Q＆Aなど．
8. 日本赤十字社 医薬品情報（http://www.jrc.or.jp/mr/）　▲血液製剤の添付文書など．

Index

和文

あ・い

アイゼンメンジャー症候群	150
悪性リンパ腫	139
アシドーシス	113
アナフィラキシーショック	37
アフェレーシス	153, 157, 158
アルブミン	91
安全な血液の供給に関する法律	40
アンチトロンビンIII	98
異型輸血防止	31
移植片対宿主病	34, 115
移植片対白血病	35
一方向適合	34
遺伝子組換え製剤	98
インシデント	29
インフォームドコンセント	40, 60

う〜お

ウインドウピリオド	35, 72, 73
うっ血性心不全	115
ウラ検査	42, 43, 49, 194
エリスロポエチン	129, 131, 135
エルシニア菌	37
エンドトキシン	37, 132
オモテ・ウラ検査不一致	49
オモテ検査	42, 43, 45, 192

か・き

回収式自己血輸血	122
回収法	123, 125
改正臓器移植法案	149
核酸増幅検査	61
活性化部分トロンボプラスチン時間	85
加熱ヒト血漿タンパク	88
ガラス板法	43, 45
カルチコール	137, 157
肝臓移植	149
危機的出血への対応ガイドライン	110
希釈式自己血輸血	122
希釈法	123, 125
規則抗体	57
起立性低血圧	123
緊急O型赤血球液輸血	21, 113
緊急輸血	21, 113

く・け

クームステスト	54
クエン酸ナトリウム	61
クエン酸反応	159
グルコン酸カルシウム水和物	157
血液型判定	192
血液型不規則抗体スクリーニング法	106, 108
血液供給量	62
血液凝固因子抗体迂回活性複合体	98
血液凝固因子製剤	98
血液銀行	61
血液製剤の自給率	62
血液バッグ	23
血管外溶血	38
血管確保	22
血管内溶血（即時型）	33
血管迷走神経反射	123, 159
血小板抗原に対する抗体	39
血小板輸血の効果	94
血小板輸血不応状態	95, 104
血栓性血小板減少性紫斑病	85
献血	157
献血時の検査	70
献血者の選択基準	153
献血者保護	153
献血者問診	69
献血の実際	152

こ

抗A血清	45
抗B血清	45
抗Dグロブリン	97
抗HBsガンマグロブリン製剤	97
抗HBsグロブリン	96
抗HLA抗体	104, 146
抗Le^{a}抗体	58
抗Le^{b}抗体	58
抗M抗体	120
抗RhDグロブリン	96
高カリウム血症	38, 113
抗凝固剤	61
抗グロブリン試験	54
交差適合試験	52, 197
高張アルブミン製剤	89
後天性B	139
抗破傷風グロブリン	97
呼吸障害	115
固形癌	139

さ・し

採血	22
最小血中活性値	87
臍帯血移植	134, 137
最大手術血液準備量	106, 108
細胞外液	107
細胞免疫療法	140
試験管法	49
自己血貯血バッグ	126
自己血バッグ	124
自己血輸血	118, 122
事故事例	29
自己フィブリン糊	125
重症熱傷	89

受血者保護	153	鉄剤投与	130	放射線照射	34, 36
手術血液準備量計算法	106, 108	同意書	67	放射線照射済製剤	112
手術直前採血・血液希釈法	123	同種骨髄移植	134	補正血小板増加数	104
樹状細胞療法	141	同種末梢血幹細胞移植	134	補体	32
出血回収法	123	等張アルブミン製剤	89		
出血量	112	特定生物由来製品	63	**ま ～ め**	
照射濃厚血小板 –LR「日赤」	93	特発性血小板減少性紫斑病	95, 96	末梢血幹細胞移植	134
初流血液別採取	155	ドナー登録	136	マッチング	137
神経損傷	159, 160	ドナーリンパ球輸注療法	140	マラリア	80
新生児交換輸血	114			慢性骨髄性白血病	140
新鮮凍結血漿	84	**に ～ の**		免疫応答説	146
新鮮凍結血漿 –LR	24	西ナイルウイルス	37	免疫抗体	57
新鮮凍結血漿 –LR「日赤」	84	日本赤十字社	2		
心臓移植	149	ネームバンド	31	**ゆ**	
腎臓移植	149	濃厚血小板	92	輸液用回路	25
		濃厚血小板 –LR「日赤」	92	輸血関連急性肺障害	38, 39
す ～ そ				輸血関連循環過負荷	39
膵臓移植	149	**は ～ ひ**		輸血記録の保管・管理期間	63
垂直感染	75	肺移植	150	輸血後GVHD	35
水平感染	75	肺水腫	101	輸血事故	28
成分献血者の追加問診事項	156	梅毒	79	輸血副反応	34
成分採血	153, 157, 158	白血球除去LR製剤	36	輸血副反応発生時の対策	33
成分採血装置	158	バッド・キアリ症候群	149	輸血前検査	42
生理食塩液法	54, 55	非血縁者間生体移植	149	輸血前に把握すべき事項	110
セグメント	52	ビタミンB_{12}	100, 101	輸血用回路	25
赤血球液 –LR	24	非特異的反応	55	輸血用血液製剤の名称と容積	24
赤血球液 –LR「日赤」	82	人ハプトグロビン	98	輸血療法	18, 19
説明と同意	19, 64	人免疫グロブリン	96		
全血採血	153	ヒヤリハット	29	**よ**	
全血採血の実際	155	非溶血性副反応	37	溶血性尿毒症症候群	85
洗浄赤血球 –LR「日赤」	82	頻脈	111	養子免疫療法	140
造血幹細胞移植	134			予想上昇Hb値	104
遡及調査	68, 69	**ふ ～ ほ**			
組織接着剤	98	不規則抗体	57, 120	**り る れ わ**	
		不規則抗体の同定	57	硫酸アトロピン	160
た ～ と		副反応報告	40	臨床症状と推定出血量	111
胎児・新生児溶血性疾患	117	不適合輸血	29	ルックバック	69
遅発性溶血性副反応	33	プロトロンビン時間	85	連鎖不平衡説	146
チューブシーラー	126	ブロメリン法	54	冷式	120
貯血式自己血輸血	118, 123, 126	ベッドサイドでの確認	20	ワーファリン	108
貯血法	123	変異型クロイツフェルトヤコブ病	37		
低カルシウム血症	159, 160				
鉄剤	101				

記号・数字・欧文

γ-グロブリン製剤 75
10/30 ルール 107

A ~ C

A₁型血球 49
ABO血液型 43
ACD-A液 157
apheresis 138
APTT 85
A型肝炎 75
A転移酵素 47
blood bank 61
Bombay（Oh） 47
Budd-Chiari症候群 149
B型肝炎 75
B型肝炎ワクチン 75
B転移酵素 47
C, c（抗原） 51
CCI（corrected count increment） 104
CD34 135
CD34陽性細胞 139
C型肝炎 77

D ~ F

D, d（抗原） 51
DIC 85, 94
Diego 39
Duffy 39
E, e（抗原） 51
Eisenmenger症候群 150
EPO製剤 131
E型肝炎 79
Fantus 61
FFP（fresh frozen plasma） 84
FFP-LR480 84

G

G-CSF（granulocyte colony stimulating factor） 135, 137
GVHD予防 112
GVL効果 35

H I

HDFN 117
HEV 79
HIV 77
HLA（human leukocyte antigen） 142, 143
HLA-A 145
HLA-B 145
HLA-C 145
HLAアリル 145
HLA検査 145
HLA抗原 137
HLA適合血小板 38, 92
HLAと関連する疾患 144
HLAと疾患 146
HLAに対する抗体 39
HUS 85
INR（international normalized ratio） 108
ITP 96

K L

Kell 39
Kidd 39
Landsteiner 50
Landsteinerの法則 42

M N

MAPバッグ 124
MHC（major histocompatibility complex） 143
MSBOS（maximum surgical blood order schedule） 106, 108
NAT（nucleic acid amplification test） 61
NYHA心機能分類 123

P ~ R

PCR（polymerase chain reaction） 145
PCR-SBT法 145
PEG法 54
PPF（plasma protein fraction） 88
RFLP法 145
Rh 39
Rh因子 50
RhD因子 51
Rh血液型判定 196

S T

SBOE（surgical blood order equation） 106, 108
SSCP法 145
SSOP法 145
SSP法 145
T&S（type & screen） 106, 108
TACO（transfusion associated circulatory overload） 39
TRALI（transfusion-related acute lung injury） 38, 39
TTP 85, 95

V W

VVR（vaso-vagal reaction） 123, 159
Wiener 50

● 著者紹介

大久保光夫（おおくぼ　みつお）

順天堂大学大学院医学研究科 輸血・幹細胞制御学 准教授／順天堂大学医学部附属浦安病院 輸血室長
日本輸血・細胞治療学会認定医，内科学会認定医，リウマチ学会専門医，現在の専門は輸血学，臨床免疫学．研究テーマは細胞治療．末梢血幹細胞採取・移植は豊富．
主な著書「血液製剤の考え方・使い方」，「わかりやすい輸液と輸血（共著）」，「マンガで学ぶ自己血輸血」．

前田　平生（まえだ　ひろお）

埼玉医科大学 名誉教授

よくわかる輸血学　第3版
必ず知っておきたい輸血の基礎知識と検査・治療のポイント

2005年 2月25日 第1版第1刷発行	著　者	大久保光夫
2007年 6月 1日 第1版第2刷発行		前田　平生
2010年10月 5日 第2版第1刷発行	発行人	一戸裕子
2016年 5月30日 第2版第4刷発行	発行所	株式会社 羊 土 社
2018年 4月25日 第3版第1刷発行		〒101-0052
		東京都千代田区神田小川町2-5-1
		TEL　03（5282）1211
		FAX　03（5282）1212
		E-mail　eigyo@yodosha.co.jp
© YODOSHA CO., LTD. 2018		URL　www.yodosha.co.jp/
Printed in Japan	カバー写真（左）	©Tobilander – Fotolia
ISBN978-4-7581-1832-3	印刷所	株式会社平河工業社

本書に掲載する著作物の複製権，上映権，譲渡権，公衆送信権（送信可能化権を含む）は（株）羊土社が保有します．
本書を無断で複製する行為（コピー，スキャン，デジタルデータ化など）は，著作権法上での限られた例外（「私的使用のための複製」など）を除き禁じられています．研究活動，診療を含み業務上使用する目的で上記の行為を行うことは大学，病院，企業などにおける内部的な利用であっても，私的使用には該当せず，違法です．また私的使用のためであっても，代行業者等の第三者に依頼して上記の行為を行うことは違法となります．

JCOPY ＜（社）出版者著作権管理機構　委託出版物＞
本書の無断複写は著作権法上での例外を除き禁じられています．複写される場合は，そのつど事前に，（社）出版者著作権管理機構（TEL 03-3513-6969，FAX 03-3513-6979，e-mail：info@jcopy.or.jp）の許諾を得てください．

羊土社のオススメ書籍

レジデントノート増刊 Vol.20 No.2
電解質異常の診かた・考え方・動き方
緊急性の判断からはじめるFirst Aid

今井直彦／編

電解質異常診療は"緊急性の有無"の判断が重要！各電解質異常の症状から心電図異常、注意すべき薬剤までじっくり解説！さらに、緊急性の有無で分類した症例も豊富に収録、読めば電解質異常診療の経験値がアップ！

- 定価（本体4,700円＋税） ■ B5判
- 182頁 ■ ISBN 978-4-7581-1606-0

血液浄化療法に強くなる
やさしくわかる急性期の腎代替療法・アフェレシスの基本から、ケースで学ぶ状況・疾患別の実践的対応まで

木村健二郎，安田 隆／監，柴垣有吾，櫻田 勉，聖マリアンナ医科大学病院腎臓・高血圧内科／編

血液浄化療法の初学者にオススメの入門書！腎代替療法・アフェレシスの基本から透析導入・施行時のトラブル対応、疾患ごとのアフェレシスの使い分けまで、簡潔な解説と、研修医＆指導医の対話形式で楽しく学べる！

- 定価（本体4,700円＋税） ■ B5判
- 271頁 ■ ISBN 978-4-7581-1738-8

血液ガス・酸塩基平衡に強くなる
数値をすばやく読み解くワザと輸液療法の要点がケース演習で身につく

白髪宏司／著

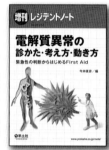

正しい判断に素早く辿り着く、匠のワザを伝授！50症例の血液ガス分析トレーニングで、いつの間にか臨床で活きる実力がついている！酸塩基平衡や輸液療法の要点が、根拠からわかるレクチャーも充実！

- 定価（本体3,600円＋税） ■ B5判
- 244頁 ■ ISBN 978-4-7581-1735-7

輸液ができる、好きになる
考え方がわかるQ&Aと処方計算ツールで実践力アップ

今井裕一／著

Q&Aで必須知識と理論的な背景をやさしく解説．さらに現場に即した症例を用いた演習問題で、学んだ知識を実践応用する力が身につきます．また、無料で使える自動計算ソフトで日常の輸液計算が瞬時に行えます！

- 定価（本体3,200円＋税） ■ A5判
- 254頁 ■ ISBN 978-4-7581-0691-7

発行　羊土社 YODOSHA
〒101-0052　東京都千代田区神田小川町2-5-1　TEL 03(5282)1211　FAX 03(5282)1212
E-mail：eigyo@yodosha.co.jp
URL：www.yodosha.co.jp/

ご注文は最寄りの書店，または小社営業部まで